FASCIA

La Unidad del Cuerpo

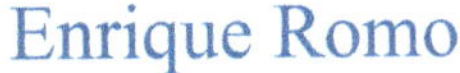

Enrique Romo

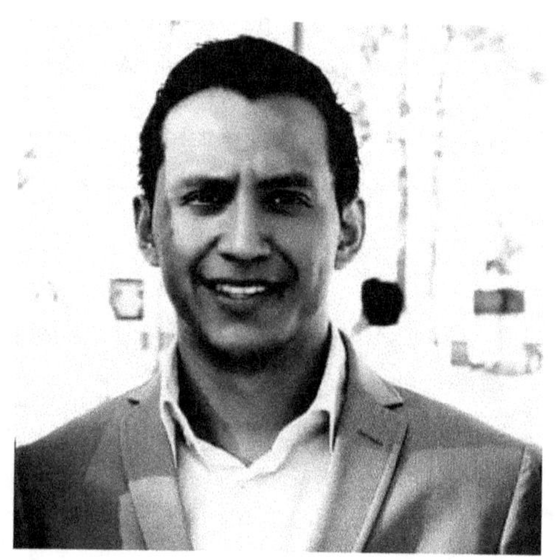

L. Enrique Romo (Guanajuato., México, 1992) formado en las grandes metodologías sobre el tratamiento de la fascia, fomenta la comprensión y colaboración entre los científicos que trabajan investigación de la fascia y los diversos profesionales clínicos a través de la organización de documentales y formaciones con los creadores de los métodos, ahora transmite este interés en la matriz de tejido conectivo del cuerpo humano por medio de sus obras literarias: Fascia y Flexibilidad, Fascia La Unidad del Cuerpo y Rolling Neuromiofascial.

AGRADECIMIENTOS

En primer lugar, agradezco a Dios por darme vida y salud, por permitirme conocer y convivir con grandes personas en mi vida, le agradezco el día a día y la fuerza que me provee para seguir. Agradezco cada adversidad y fracaso que he tenido, los cuales han llevado consigo la semilla del beneficio, bendigo las dificultades porque ellas son el catalizador para mostrar mi capacidad.

Agradezco a los grandes maestros que he tenido durante mi formación, en primera instancia a Gustavo Mamede Passos, por ser el primero en darme una visión diferente del cuerpo humano y la rehabilitación, agradezco infinitamente a Andrzej Pilat por reafirmar ese cambio de visión y permitirme aprender y trabajar a con él.

Te agradezco a ti, por tu colaboración en la adquisición de esta obra, ya que con ello estamos apoyando aquellos que luchan cada día contra el cáncer, gracias por colaborar en esta causa.

Cada uno puede poseer una parte de la verdad, pero nadie posee la verdad absoluta, puesto que las verdades de hoy pueden ser los errores del mañana.

INDICE

CAPÍTULO 5

CAPÍTULO 6

CAPÍTULO 10

INTRODUCCIÓN

En las últimas décadas las técnicas de tratamiento sobre la fascia han ganado gran campo en la fisioterapia, la fascia era una pieza olvidada en el tratamiento efectuado por el terapeuta encargado de reestablecer la función y alivio de dolor. El cuerpo humano está expuesto a exigencias cambiantes, se exige más fuerza, más potencia, más velocidad y mayor resistencia, en donde la fascia realiza un papel determinante para maximizar estas cualidades y prevenir lesiones en el cuerpo humano. Este libro le permite al lector realizar un recorrido a través de la estructura, función, evaluación y tratamiento de la fascia, la originalidad de este libro reside en la comodidad de reunir aquello que todo personal en el área de la salud debe saber sobre este fascinante tejido.

La primera vez que se tiene noticias sobre la utilización del término fascia data del siglo I D.C cuando el enciclopedista romano Celso transmitió la idea de un tejido que vendaba las heridas. Galeno, en el mismo periodo, describe la fascia como un tejido relacionado con la piel en la parte subcutánea. Más tarde hubo importantes contribuciones respecto a los trabajos de Vesalio (siglo XI), anatomistas como Speigel y Casseri (siglo VII) y Wilson (siglo VXIII), comenzaron a reportar propiedades conectivas e integradoras de los tejidos o bandas fasciales. En el año 1899 el medico Andrew Taylor Still proporciona algunas ideas sobre las propiedades que tienen las fascias referentes a la unidad, continuidad y conectividad, aspectos que se reproducen hoy en día en las definiciones más actuales.

En el año 2007 se realizó en la universidad de Harvard – Boston el primer congreso internacional de investigación sobre la fascia, (Fascia Reseach Congress) después se realizó en ediciones 2009 Ámsterdam, 2012 Vancouver, 2015 Washington y 2018 en Berlín., en los que ha reflejado un gran interés por la investigación en el área de la fascia, como continuidad de las elevadas publicaciones efectuadas en los últimos 40 años, 200 publicaciones entre 1970 y 1980, 1000 publicaciones en el año 2010.

En la actualidad las definiciones más aceptadas son aquellas que incurren en el uso de términos que reflejan la idea de un tejido conectivo ininterrumpido que se rodea y conecta las partes que conforman el cuerpo humano, así como la formación de una red tridimensional con la capacidad de trasmisión de fuerzas son los conceptos que se han incorporado a las definiciones más actuales.

Capítulo 1
Histología del Tejido Conectivo

En este capítulo obtendremos la visión global de la histología fascial, he intentado hacer un resumen a fin de evitar demasiados detalles, sin embargo, me parece reunir la visión general que se tiene de la fascia y su organización microscópica.

Los tejidos pueden definirse como el primer nivel de organización supracelular: Son conjuntos de células diferenciadas que forman asociación a la vez territorial, funcional y biológica (J. Racadot).

J.F Bernardin y Kaylos dan de los tejidos conectivos una definición bioquímica basada en la presencia en el tejido conectivo de cuatro macromoléculas particulares: el colágeno, la elastina, los proteoglicanos y las glucoproteínas de estructura. Son asociaciones celulares que forman una red de mallas separadas que constan de células fijas, células libres y de sustancia intercelular.

CONSTITUYENTES DEL TEJIDO CONECTIVO

a) La Sustancia Fundamental

La sustancia fundamental es un material homogéneo cuya viscosidad va desde el estado líquido al estado semilíquido, parecido a un gel, es una solución coloidal de mucopolisacáridos; condroitina, sulfatos, queratosulfatos de heparina para los sulfatos, condroitina y ácido hialuronico para los no sulfatos con predominio de los proteoglicanos y glucoproteínas estructurales.

Los cambios en la viscosidad permiten la fijación de agua en los espacios tisulares, previenen la desimanación de infecciones e influyen en la actividad metabólica de la célula.

Forma una red muy hidratada alrededor de las proteínas fibrosas, lo que asegura la lubricación, absorción de choques, y resistencia a las compresiones. Debido a sus cargas eléctricas influye en numerosos elementos hacia o fuera del tejido conectivo.

Desempeña un papel muy importante en la nutrición de las células gracias a los intercambios que se efectúan entre esta y los capilares sanguíneos, muy abundantes en el tejido conectivo.

Proteoglicanos y proteínas estructurales forman un tamiz molecular a través del cual pasan todos los elementos metabólicos del capilar hacia la célula y viceversa, las moléculas demasiado grandes o de determinada carga eléctrica son objeto de exclusión, el diámetro de los poros de filtro depende de los proteoglicanos del compartimiento tisular implicado.

Gracias a su carga negativa, los proteoglicanos son los que garantizan la isotonia de la sustancia fundamental. Se puede considerar a la sustancia fundamental o matriz del tejido conectivo como un laboratorio en el que se realizan todas las funciones del tejido conectivo.

b) El Colágeno
Los colágenos son constituyentes proteicos más importantes del cuerpo humano y representan el 60% al 70% de la masa del tejido conectivo y su unidad básica es el tropocolágeno.

El tropocolágeno contiene un elevado porcentaje de glicina que lo distingue de las otras proteínas del organismo, excepto de la elastina.

Existen cuatro tipos principales de colágeno:
- Tipo I: el más abundante en el cuerpo, (dermis, hueso, tendones) forma fibrillas de gran resistencia a las fuerzas de tensión.
- Tipo II: asociado a los proteoglicanos, forma pocas fibrillas y se encuentra sobre todo el tejido cartilaginoso.
- Tipo lll: contiene una gran cantidad de hidroxiprolina y cisteína. Forma el colágeno de la piel fetal y está asociado al tipo I en la dermis papilar, los vasos, el intestino, el útero y el pulmón.
- Tipo IV: se encuentra en las láminas basales, contiene un elevado porcentaje de hidratos de carbono y de hidroxilisina.

Los cuatro tipos de colágeno pueden ser sintetizados por células diferentes o también la misma célula puede sintetizar varios tipos (ej. Tipo I y III por fibroblastos). Son fibras de aspecto nacarado, alargadas, ligeramente onduladas e inelásticas, están formadas por fascículos de fibrillas paralelas no ramificadas, los fascículos por el contrario pueden ramificarse entre sí.

Las fibrillas se mantienen juntas mediante una sustancia cementante que así mismo forma un revestimiento de toda la fibra. Desde el punto de vista químico están formadas por colágeno que, si lo hervimos será una gelatina debido a su inelasticidad, confiere a los órganos en donde se encuentra una combinación única de flexibilidad y resistencia. Sobre todo, consta de los aminoácidos: prolina, glicina e hidroxiprolina.

Biosíntesis del colágeno

La síntesis del colágeno se realiza sobre todo en los fibroblastos, sin embargo, las células musculares lisas, las células endoteliales y las epiteliales también son capaces de realizarla. La síntesis del protocolágeno se desarrolla en los ribosomas asociados al retículo endoplasmático, a continuación, este sufre la hidroxilación de la prolina y de la lisina con intervención de la tropocolágeno-prolina-hidroxilasa y de la tropocolágeno-lisina-hidroxilasa.

Luego, una glucosilación, de las unidades de sacáridos, (galactosa o glucosil-galactosa) se añade a los grupos hidroxi de ciertas hidroxilisinas.

Una vez liberadas de los ribosomas, las tres cadenas de protocolágeno, se alinean paralelamente y se enrollan en la hélice para formar el protocolágeno.

La extrusión del protocolágeno parece deberse a las vesículas golgianas y/o a las vesículas derivadas del retículo endoplasmático.

La fibroligénesis en el medio extracelular conduce por división la liberación de tropocolágeno, la división puede ser incompleta, como en el colágeno de las membranas basales.

El tropocolágeno sufre de polimerización que da lugar a la formación de fibrillas, sin embargo, esta parece depender también de los hidratos de carbono asociados a la molécula de tropocolágeno. El hecho de que la formación de fibrillas sea inversamente proporcional a la cantidad de dichos glúcidos explica por qué el colágeno de las láminas basales rico en glúcidos no forma fibrillas.

La maduración extracelular para la formación de fibrillas y de las fibras de colágeno depende esencialmente de los proteoglicanos y glucosaminoglicanos.

El colágeno es muy resistente a todas las enzimas proteolíticas y solo puede ser degradado con intervención de las colagenasas.

La renovación del colágeno es variable:

- Lenta en los tejidos estables
- Muy rápida en ciertas condiciones (cicatrización, útero durante el embarazo).

c) La Elastina

Es una proteína fibrosa que forma el componente amorfo de las fibras elásticas, cuyo precursor es la tropoelastina. La tropoelastina se sintetiza en el retículo endoplasmático de las células mesenquimales (fibroblastos, células musculares lisas).

El establecimiento de puentes intermoleculares conduce a la formación de la elastina, su renovación es muy lenta y su degradación requiere la intervención de una elastasa. Son largas y finas y se anastomosan entre sí, pueden alargarse de una vez y media su longitud.

Desde el punto de vista químico, las fibras están formadas por elastina, una sustancia albuminoide muy resistente al calor, a los ácidos y a las bases, presenta una coloración amarilla.

Están formadas por un componente amorfo y su componente fibrilar formado por microfibrillas, con la edad, la parte amorfa parece aumentar, puesto que las microfibrillas son expulsadas hacia la periferia.

- El componente amorfo está formado por elastina
- El componente microfibrilar por glucoproteínas estructurales.

En la piel y los tendones estas fibras se producen en los fibroblastos, y en los vasos de gran calibre se forman en las células musculares lisas en forma de tropoelastina. Al igual que sucede con el colágeno el mejor estado funcional de la elastina se halla 37 grados.

d) La Reticulina

Son fibras de colágeno de pequeño calibre, dispersas en pequeño número en el seno de la sustancia fundamental y ricas en microfilamentos.

Son ramificadas y se unen entre sí para formar una red extensa y fina, a menudo en lugar de anastomosarse se cruzan, las fibras de reticulina se encuentran con frecuencia en las membranas basales y en continuidad con las fibras de colágeno en los órganos linfoides y hematopoyéticos. No poseen sustancia fundamental., se encuentran también en el tejido conectivo laxo y en el tejido adiposo.

e) Los Proteoglicanos

Los proteoglicanos fijan el agua y los cationes, por lo que forman el medio extracelular o sustancia fundamental del tejido conectivo. Son importantes para determinar las propiedades viscoelásticas de las articulaciones y otras estructuras sometidas a deformación mecánica.

Los proteoglicanos pueden formar reservas con los cuatro componentes nutritivos:

- Hidratos de carbono en forma de glucosa-lactosa
- Albuminas, en forma de grupo NH
- Lípidos en la cadena hidrocarbonada
- Agua: esta representa el nutriente esencial, su disminución genera una
- retracción de proteoglicanos.

Los proteoglicanos, las glucoproteínas estructurales y el glucocálix (membrana que rodea la cara externa de la célula y que permite el "dialogo" con la sustancia fundamental) son los mediadores y las fibras de la información.

Los proteoglicanos son macromoléculas formadas por cadenas polipeptídicas a las que se unen cadenas glucocídicas llamadas glucosaminoglicanos o mucopolisacaridos ácidos.

En un primer tiempo, su síntesis se realiza dentro del retículo endoplasmático granular y, en un segundo tiempo en el aparato de Golgi, paso que procede a su extrusión.

Su reparto varía en función de los tejidos:

- el dermatano sulfato está presente sobre todo en la piel, tendones y paredes arteriales.
- El queretano sulfato en la córnea, cartílago y núcleo pulposo
- El ácido hialuronico en los tejidos geliformes (humor vítreo, líquido sinovial).

f) Las Glucoproteínas Estructurales

Desempeñan un papel importante en el establecimiento de puentes intermoleculares y en la orientación de las proteínas fibrosas, existe relación entre las fibras de colágeno y su asociación con glucoproteínas. En las láminas elásticas permitirían el ensamblaje de las moléculas de tropoelastina.

CÉLULAS DEL TEJIDO CONECTIVO

a) Células Mesenquimales

Su citoplasma posee prolongaciones que con frecuencia dan a la célula un aspecto estrellado y se adhiere a la célula vecina, los puntos de contacto son temporales, puesto que las células mesenquimales conservan siempre su individualidad y pueden desplazarse. Algunos autores piensan que subsisten en el tejido adulto prestas a diferenciarse: fibroblastos, macrófagos o células parenquimales y glándulas suprarrenales.

b) Fibroblastos

Son los constituyentes celulares más numerosos del tejido conectivo, se encuentran en el tejido adulto, son células que sirven la producción de sustancia fundamental intercelular y como precursor de las células conjuntivas.

Asimismo, aseguran la secreción de las enzimas que permiten el catabolismo de ciertas macromoléculas y la renovación de estructuras como las membranas basales.

Desempeñan un papel importante en la inflamación y cicatrización.

Los fibroblastos modifican su comportamiento en función de los factores mecánicos, toda presión o tensión mantenida sobre un tejido fascial implica:

- La multiplicación de fibroblastos
- La orientación de estos según las líneas de fuerzas creadas por la tensión o la presión.
- El aumento de la secreción por parte los fibroblastos de macromoléculas a fin de reforzar la fascia frente al aumento de cargas.

El fibroblasto es el principio director de la sustancia fundamental; solo este tipo de células, en retroacción con todos los demás componentes celulares y nerviosos, es caspas de sintetizar una sustancia fundamental adaptada a la situación de momento.

El fibroblasto es incapaz de diferenciar "el bien del mal" cuando sufre una alteración secreta sustancia fundamental estructurada pero no fisiológica; influidos por esta, los elementos celulares pueden provocar enfermedades crónicas y tumores.

c) Reticulares

Son células grandes y estrelladas, la mayoría derivan del mesénquima, sin embargo, es probable que la mayoría de las células del timo y de las amígdalas sean de origen endoblástico.

d) Mastocitos

Forman parte del sistema inmunitario, se liberan el tejido conectivo para facilitar la reacción inmunitaria. Los mastocitos son particularmente abundantes en el tejido areolar, sobre todo en el de los órganos que contiene cantidades importantes de heparina. Sintetizan y excretan en la sustancia fundamental histamina, heparina, dopamina, serotonina y ácido hialuronico.

e) Macrófagos

Los macrófagos son fagocitos, algunos son fijos y otros libres, se desplazan entre las células y las fibras ingiriendo bacterias, restos celulares y material extraño. Debido a su capacidad de desplazamiento y fagocitosis su papel principal es la defensa del organismo mediante la secreción de enzimas e interferón.

Los monocitos de la corriente sanguínea pueden transformarse en macrófagos después de haber entrado en los espacios celulares., son las células más numerosas del tejido conectivo laxo y denso, su actividad y numero aumentan en los estados patológicos.

f) Plasmocitos

Son poco abundantes en el tejido conectivo normal, a excepción de la lámina propia del estómago, donde abundan, también se encuentran en el tejido hematopoyético y son muy numerosos en las regiones de inflamación crónica (mucosa digestiva, ganglios linfáticos, bazo, etc.)

g) Leucocitos

Pueden pasar al tejido conectivo a través de la corriente sanguínea, algunas veces se trata de linfocitos, monocitos y polinucleares eosinófilos.

h) Adipocitos

Los adipocitos se encuentran aislados o en grupo entre las fibras de colágeno, se hallan en todo tipo de tejidos. En ciertas regiones, como en las proximidades de del riñón o de la glándula suprarrenal, las células adiposas siguen un ciclo de crecimiento y de muerte. El tejido adiposo está formado sobre todo por grasa blanca (una variedad de tejido adiposo, conocida con el nombre de grasa marrón).

El primer papel de esas células es almacenar las grasas para diferentes finalidades:

1- La primera y más importante, la reserva de grasas neutras (gracias a la lipogénesis) y la liberación (lipolisis) en la corriente sanguínea, en caso de necesidad energética.
2- Papel de aislante térmico.
3- Papel de protección mecánica, que sirve para amortiguar presiones y choques.

i) Células Pigmentarias

Contienen pigmentos de color y estructura específicos, el más conocido es la melanina, un pigmento marrón que se encuentra en los melanocitos.

TIPOS DE TEJIDO CONECTIVO

a) El Mesénquima

Se encuentra en el embrión, donde se caracteriza por la falta de fibras y por una sustancia fundamental acuosa.

b) Tejido Conectivo Mucoso

También conocida como gelatina de Wharton, se encuentra en el cordón umbilical, posee menos células, pero más sustancia fundamental y gelatinosa que el tejido mesenquimal, así como un pequeño número de fibras. En el adulto solo existe en condiciones patológicas (papilomas, mixomas).

c) Tejido Conectivo Reticulado

Es el más primitivo de los tejidos conectivos del adulto. Está formado por una red de fibras reticulares y de fibras argirofilas muy finas, algunas de esas células están fijadas a las fibras, otras están libres.

Este tejido se encuentra en:

- Ganglios linfáticos
- El bazo y el hígado
- La medula ósea

d) Tejido Conectivo Laxo

Está formado por un entramado laxo de fibras de colágeno, elásticas y de reticulina en una sustancia fundamental abundante y de escasa viscosidad. Todos los intercambios entre los vasos y el parénquima de los órganos se realizan a través de este tejido.

Este tejido conectivo tiene propiedades mecánicas de plasticidad y elasticidad debidas en gran parte a la sustancia fundamental. Contiene células de defensa inmunitaria, vasos y nervios, sirve de material de relleno y forma el estroma de la mayoría de los órganos llenos:

- Corion y submucosas del tubo digestivo
- Corion de las vías respiratorias, urinarias y genitales
- La dermis de la piel
- Capa submesotelial de las serosas
- Forma parte de los nervios periféricos y de los músculos
- Se encuentra en las fascias superficiales y profundas.

e) Tejido Adiposo

Es un tipo de tejido conectivo rico en adipocitos y capilares sanguíneos. Algunas regiones lo poseen en abundancia, como los riñones, fosas isquiorrectales, epiplón, hipodermis, mesenterio, etc.

En esas regiones aparecen plexos capilares esféricos a lo largo de la vida embrionaria, incluso antes de que la grasa empiece a depositarse. Un lobulillo de tejido adiposo se desarrolla en un territorio de esos plexos y crece hasta que los lobulillos adyacentes se tocan, sin embargo, permanecen separados por septos fibrosos, en el tejido subcutáneo dichos septos reciben en nombre de ligamentos cutáneos.

Los lobulillos del tejido adiposo actúan como amortiguadores de presión y como órganos de reserva. Existen dos tipos de tejido adiposo, la grasa blanca y la grasa parda, en el hombre está representado básicamente por la grasa blanca, la grasa parda es muy abundante en el recién nacido.

f) Tejido Conectivo Denso

Es tejido conectivo mecánico, su vascularización es escasa y sobre todo consta de fibras de colágeno y de fibras elásticas.

Existen dos tipos:

- No Orientado
- Orientado

f.1) No Orientado

Es parecido al tejido conectivo laxo pero las fibras de colágeno son más anchas y densas, posee una consistencia más firme y resistente, se encuentra en la dermis, en las capsulas de ciertos órganos, en la duramadre, en las fascias profundas, el periostio, pericondrio, capsulas, cartílago y el hueso.

f.2) Orientado

Se encuentra en los tendones, ligamentos, aponeurosis, y estroma de la córnea. Los tendones están formados por fascículos paralelos de fibras de colágeno gruesas, apretadas unas contra otras., esos fascículos están separados entre sí por tejido conectivo laxo, el conjunto está rodeado por una vaina fibrosa formada por tejido conectivo denso.

Las aponeurosis constan de fibras paralelas dispuestas en capas que se cruzan en ángulo recto, las fascias son el resultado de la coalescencia de aponeurosis y poseen la misma estructura de base. Desde el punto de vista histológico los ligamentos son comparables a los tendones, los ligamentos elásticos (amarillos) contienen fascículos de fibras elásticas gruesas unidas por escasas cantidades de tejido conectivo y los fibroblastos son menos numerosos.

En las regiones de irrigación y de inflamación, que contienen desechos demasiado grandes para ser fagocitados por los macrófagos, se encuentran células gigantes con cuerpos extraños (fusión de los macrófagos).

Las propiedades mecánicas del tejido conectivo son:

- Elasticidad
- Viscosidad
- Plasticidad
- Resistencia

Capítulo 2

Concepto de Fascia

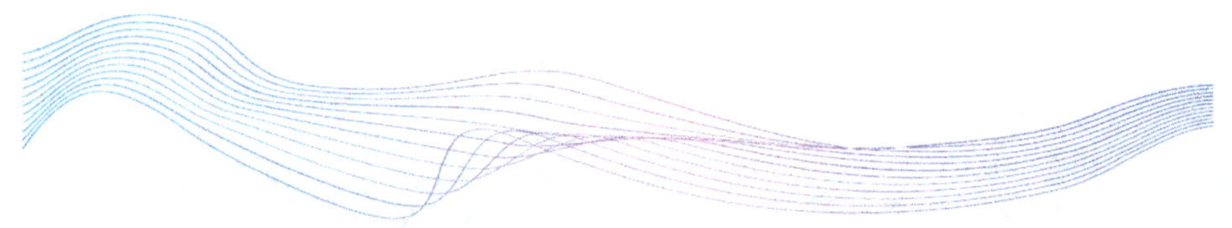

CONCEPTO DE FASCIA

Cuando Andrew Taylor Still definió el concepto osteopático hace más de un siglo, de inmediato vio la importancia de las fascias:

"No conozco ninguna parte del cuerpo que iguale a las fascias como campo de ensayo, creo que los pensamientos más fructíferos e importantes aparecerán cuando se prosiga el estudio de las fascias más que de cualquier otra división del cuerpo. Cualquiera que sea el punto de vista desde el que consideremos a la fascia, aparece una maravilla. La importancia de la fascia en la vida y en la muerte nos plantea uno de los mayores problemas por resolver.

La fascia rodea cada vena, cada músculo cada nervio y todos los órganos del cuerpo. Existe una red de nervios, de células o tubos que entran y salen de esta; es atravesada y, sin alguna duda, llenada de millones de centros nerviosos y fibras que prosiguen el trabajo de secretar y excretar líquidos vitales y destructores. Gracias a su acción, vivimos, debido a su decadencia morimos". Las investigaciones y avances más recientes no hacen más que confirmar día a día la intuición de Still.

La comunidad científica, hasta hace algunos años únicamente buscaba información sobre las fascias en dos fuentes de publicaciones como referencia, una de ellas es el Comité Federativo sobre Terminología Anatómica (FCAT Federative Committe on Anatomical Terminilogy) 1998., Y en la obra de Henry Gray (1855), la última revisión y publicación en 2008 (Gray's Anatomy2008).

La comprensión de las funciones e importancia del tejido fascial en el cuerpo humano, siempre ha estado más relacionado con la histología y la concepción de términos más familiares a la anatomía convencional. Quizás no prestando tanta atención a las latentes características que han empezado a conocerse con las nuevas investigaciones, una consecuencia de ello fue la realización del primer congreso internacional de la fascia en el año 2007.

El Diccionario Médico Salvat define a la fascia como: aponeurosis o expansión aponeurótica" y a la aponeurosis como; "membrana fibrosa blanca, luciente y resistente que sirve de envoltura a los músculos o para unir estos con las partes que se envuelven.

Un tejido con la capacidad de transmisión de fuerzas mecánicas, comunicación entre distintas partes del cuerpo, con capacidades plásticas (cambios en la matriz extracelular) para adaptarse a las fuerzas de tensión y compresión sometidas a las estructuras del cuerpo humano, son algunas de las tendencias en la investigación y definición de la fascia al día de hoy.

Distintos trabajos están contribuyendo para la construcción de una esperada y comprensible terminología común, todavía no podemos contar con una única denominación para un tejido que puede asumir funciones tan independientes.

Definición de la Fascia y las características del Sistema Fascial
Existen diversas opiniones sobre qué es lo que podemos definir como fascia, se sugiere el empleo de la expresión sistema fascial. (Langevin, 2016, Langevin & Huijing, 2009, Schleip, Jäger & Kinler, 2012, Swanson, 2013, Stecco, 2014).

Este sistema reúne diversos tipos de células con diferentes actividades (de una manera parecida como, por ejemplo, la del sistema cardiovascular o del sistema nervioso), y se relaciona con otros sistemas corporales a través de una ininterrumpida e inervada estructura de estabilidad funcional conformada por la tridimensional matriz colagenosa (Kumka & Bonar, 2012, Pilat, 2014).

Este planteamiento facilita relacionar entre sí los hallazgos científicos y clínicos y a su vez ofrece una distinta y más amplia perspectiva para el análisis de la mecánica y patomecánica corporal. El mencionado sistema representa una compleja arquitectura comunicacional (Kapandji, 2012), que asegura una amplia información mecano-receptiva, no solamente a través de su distribución topográfica, sino principalmente por los patrones de interrelación con otras estructuras del cuerpo (Lancerotto et al. 2011), especialmente los músculos.

Desde su construcción dinámica y fibrosa, se distingue la propiedad de remodelarse de forma continua (plasticidad fascial) (Langevin, 2011), de alinearse y acomodarse a las solicitudes tensionales intrínsecas y extrínsecas del cuerpo (Swanson, 2013). Las alteraciones tensionales, creadas fuera de los patrones fisiológicos del movimiento, pueden reorientar la dinámica corporal, estableciéndose cambios retráctiles de la matriz (a través de la dinámica de los miofibroblastos) (Tomasek, 2002), que afectan la libertad del movimiento (Gabbiani, 2007). La densidad, la distribución y las características organolépticas del sistema fascial difieren en su recorrido por el organismo, lo que le permite adaptarse y atender las solicitudes del movimiento (Benjamin, 1995), sin embargo, su continuidad es fundamental, lo que permite que actúe como un todo sinérgico, absorbiendo y repartiendo un estímulo local a los restantes elementos del conjunto, a diferentes escalas de su construcción (Ingber, 2008).

La sinergia estructural intrínseca del sistema fascial le asegura al cuerpo la relativa independencia de la fuerza gravitacional, como también, gozar de una gran capacidad de adaptación, de acuerdo a los requerimientos que provienen del exterior y del interior o, en relación a la disponibilidad de energía y nutrientes en el entorno ambiental (Nakajima et al. 2004). Además de su función estructural, la fascia asume y distribuye los estímulos que el cuerpo recibe: su red de receptores registra impulsos térmicos, químicos, de presión, vibración y movimiento; los envía a la región homeostática del sistema nervioso central por vía interoceptiva (Craig, 2003). De esta manera, se crea un potencial de información unido por el sistema con un fin específico (Pilat, 2012, Pilat, 2014).

Huijing y Lengevin, sugieren incluir 12 términos específicos para su uso en la descripción del tejido fascial. En este caso, prefieren eliminar el término "laxo" cuando hacen referencia al tejido conectivo no-denso o areolar. Los autores entienden que la terminología no es la más adecuada para un tejido que cuenta con características antagónicas al término "laxo". En lo que se refiere a la musculatura, incluyen los septos intermusculares, epimisio, perimisio, endomisio y aponeurosis intramusculares y extramusculares.

Términos específicos para la descripción de los tejidos fasciales Huijing y Langevin.

1   Tejido conectivo denso

2   Tejido No-denso o areolar

3   Fascia superficial

4   Fascia profunda

5   Septo intermuscular

6   Membrana interósea

7   Periostio

8   Tracto neurovascular

9   Epimisio

10   Aponeurosis intramuscular y extramusculares

11   Perimisio

12   Endomisio

Por otra parte, Kumka y Bonar, en su trabajo los autores van más allá de la básica nomenclatura que asocia la profundidad, ubicación y aspectos en que se encuentran en el tejido conectivo.

"La fascia es virtualmente inseparable de todas las estructuras del cuerpo y actúa para crear continuidad entre los tejidos para mejorar la función y el soporte". En el pasado, la fascia ha sido difícil de estudiar, lo que lleva a ambigüedades en la nomenclatura, que solo se han abordado recientemente. A través de la revisión de la literatura disponible, se compilaron los avances en la investigación de la fascia y se abordaron los problemas relacionados con la terminología, las descripciones y la relevancia clínica de la fascia. Nuestra estrategia de búsqueda multimodal se realizó en las bases de datos Medline y PubMed, con otras búsquedas específicas en Google Scholar y de forma manual, utilizando listas de referencias y actas de congresos.

Kumka M, Bonar J.
J Can Chiropr Assoc. 2012 Sep; 56(3):179-91.
<u>Fascia: a morphological description and classification system based on a literature review.</u>

En un esfuerzo por organizar nomenclaturas para estructuras fasciales proporcionadas por el comité internacional federativo sobre terminología anatómica (FICTIVA), desarrollamos un sistema de clasificación funcional que incluye cuatro categorías de la fascia:

I)   vinculación
II)   fascicular
III) compresión
IV)   separación de las fascias.

Cada categoría se desarrolló a partir de descripciones en la literatura sobre anatomía general, histología y biomecánica; los nombres de las categorías reflejan la función de la fascia. Se proporciona una definición actualizada de la fascia, así como descripciones de su función y características clínicas. Nuestra clasificación demuestra el uso de terminología aceptada internacionalmente en una ontología que puede mejorar la comprensión de los términos principales en cada categoría de fascia.

La Fascia, un tejido conectivo, es el material del cuerpo que envuelve los músculos, hueso y articulaciones protegiendo y manteniendo la estructura del cuerpo unido, dándole la forma que tenemos. La fascia organiza y separa: proporciona protección y autonomía de cada músculo y viseras, igualmente junta y adhiere estas separadas entidades y establece relaciones espaciales.

El sistema fascial del organismo forma una red que, de diferentes modos, controla todos los componentes de nuestro cuerpo. Esta interconectada e interrumpida naturaleza de la fascia consiste en que todo el cuerpo está conectado con el resto y cuando una parte de la fascia queda lesionada puede afectar tejidos que están muy alejados del original sitio de la herida.

Distribución de la Fascia

En el trabajo de Dr. Robert Scheip se aporta una representación gráfica para facilitar la comprensión de las características específicas del tejido fascial. Estos tejidos difieren en cuanto a su densidad y dirección de alineamiento de las fibras de colágeno, en el caso de la fascia superficial, encontramos un tejido de densidad laxa y un alineamiento de las fibras de colágeno multidireccional (irregular). Mientras en la fascia profunda encontramos un tejido mucho más denso, más acorde a sus funciones de compresión de estructuras, en los tendones y ligamentos encontramos un tejido más denso y con un alineamiento de fibras de colágeno más unidireccional (regular). En la fascia intramuscular (septo, endomisio y perimisio) quizá se vean varios niveles de direccionalidad y densidad. Todo ello según las necesidades de cada estructura, ya sea capacidad de deslizamiento, soportar cargas, dar forma o separar estructuras.

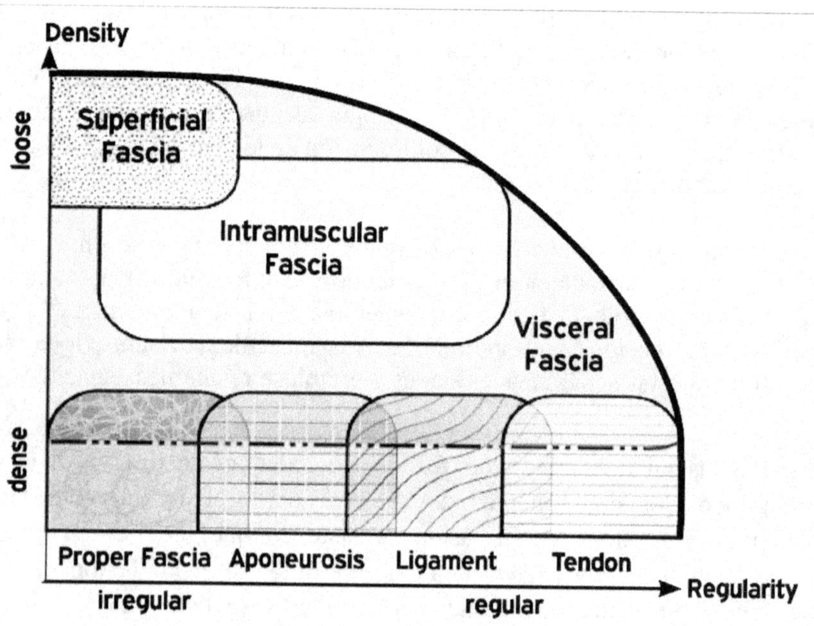

Distribución y características de los tejidos conectivos y fasciales

(Tomado de Schleip et al.)

La composición morfológica del tejido conectivo va cambiando en función de las necesidades locales, presente en todo el cuerpo una gran capacidad de adaptación. Mediante los ajustes en la cantidad de colágeno (arquitectura, dirección de fibras, densidad y rigidez) podemos entender las propiedades específicas de cada tejido.

Un listado único que refleje con exactitud la tipología de las fascias es a veces pequeño, ambiguo, inexacto y confuso. En los últimos años los mayores esfuerzos de grupos de investigadores van en la dirección de la construcción de una nueva nomenclatura común que ayude en el avance de nuevos hallazgos.

Entre los términos más utilizados destacamos inicialmente la fascia superficial y la fascia profunda, ambas juegan un papel importante en el buen funcionamiento de las estructuras corporales subyacentes (músculos y huesos). Compuestas por una red formada por fibroblastos, colágeno y elastina, la fascia superficial y la fascia profunda deben contar con niveles adecuados de tensión y comprensión para que permitan un deslizamiento mutuo entre ambas partes. De ese modo, dificultan la aparición de agregaciones y adherencias indeseadas, que podrían comprometer el funcionamiento óptimo de las partes subyacentes (muscular, circulatorio, y/o nervioso).

Langevin y Huijing, definen la fascia superficial como una capa envolvente que se encuentra directamente debajo de la piel, que contiene tejido conectivo denso areolar y con grasa. En la fascia superficial podemos encontrar grandes cantidades de tejido conectivo laxo, o mejor definido, tejido no-denso-areolar, está en contacto con la capa más superficial de la fascia profunda, indirectamente con los músculos subyacentes, permitiendo el deslizamiento entre ambas capas.

Su composición se caracteriza en mayor parte por ser un tejido no-denso o areolar. Que contiene fibras de colágeno y filamentos elásticos, dispuestos de forma irregular y dispersos.

A su vez e inmediatamente por debajo de la fascia superficial antes de llegar a la musculatura, la fascia profunda se define como una lámina continua de tejido conectivo denso, en su mayoría dispuesto irregularmente y limitando los cambios en la forma de los tejidos subyacentes. La fascia profunda puede dar continuidad con el epimísio y septos intermusculares y también puede contener capas de tejido conectivo areolar.

Su composición se caracteriza por ser un tejido conectivo fibroso y denso, contiene fibras de colágeno estrechamente comprimidas, alineadas en distintas direcciones, según las necesidades, bien sea para dar formas o soportar mayores cargas de resistencia. En este caso, el alto contenido de colágeno confiere a este tejido mayor fuerza de tensión y mayor rigidez. Si la funcionalidad lo requiere pueden formar mallas de tejidos resistentes como en el caso de las capsulas articulares. Pero también cuentan con cantidades abundantes de fibras elásticas, como es el caso del ligamento nucal.

Fascia Superficial
-   La fascia superficial está adherida a la piel y atrapa la grasa superficial de un espesor variable dependiendo de la región corporal.

-   Esta capa subcutánea no es solamente un depósito de tejido graso, sino que asegura con su compleja estructura interna, las necesidades mecánicas de sus vasos y nervios.

-   El sistema fascial superficial está formado por una red que se extiende desde el plano subdérmico hasta la fascia muscular.

-   La anatomía del sistema fascial superficial difiere atendiendo a los siguientes factores:
    Sexo
    Cantidad de grasa acumulada
    Variantes entre una región corporal y la otra.

-   Un conjunto funcional:
    La piel (una flexible envoltura del sistema)
    El tejido adiposo superficial (el relleno de la región subcutánea)
    La fascia superficial (el sistema de subdivisiones e interconexiones)

Inserciones de la fascia superficial

- En los huesos móviles: clavícula y peroné
- A lo largo del raquis
- A lo largo de la línea alba
- En el contorno de la cabeza
- En el esternón
- En el pubis

Fascia Profunda

Miofascia

Al analizar la fascia con el músculo se debe considerar que no solamente cada músculo del cuerpo está rodeado por fascia, sino que también lo están todos sus componentes: las fibras y los haces. La musculatura esquelética se compone de los haces de fibras separadas entre sí por laminas del tejido conectivo que finalizan en cada extremo formando el tendón o la aponeurosis para fundirse en el periostio, diferenciándose de él principalmente por la proporción y densidad de las fibras de colágeno.

Su principal función es entonces la de entrelazar las acciones mecánicas entre el músculo y el hueso, vinculo funcional lo que es posible a través de la coordinación funcional entre las siguientes estructuras:

- Unión musculotendinosa
- Tendón
- Inserción de tendón en el hueso
- Tejido conectivo intramuscular
  Endomisio
  Perimisio
  Epimisio

Cada contracción muscular moviliza el sistema fascial y por otra parte cada restricción del sistema fascial afecta el funcionamiento correcto del sistema muscular. Es lógico pensar entonces en una unidad funcional denominada Miofascia.

Viscerofascia

El sistema viscerofascial está íntimamente unido, considerando su ubicación anatómica al sistema miofascial. La integración entre el sistema miofascial y viscerofascial se puede analizar desde el punto de vista mecánico y neuroanatómico. No es posible la realización de un movimiento sin la participación activa o pasiva de la viscerofascia y en el análisis de los movimientos corporales debemos integrarla a la acción de la interrumpida red del sistema fascial del cuerpo.

No hay músculos encargados de realizar los movimientos en la viscerofascia, sino que estos están suplidos por los movimientos fisiológicos del aparato locomotor. Las superficies de contacto y deslizamiento están formadas por las membranas serosas.

Compartimientos fasciales

En el sistema fascial divide y a la vez conecta entre si diferentes partes del cuerpo.

En cortes transversales se puede observar otra de sus funciones básicas – la de ordenar los espacios corporales.

En los lugares de contacto entre las láminas fasciales se forman espacios destinados a las vísceras, vasos sanguíneos y nervios.

Microestructura fascial

El sistema fascial no es un sistema inerte que dependa en su comportamiento mecánico, plenamente de los estímulos generados en otros sistemas como por ejemplo el sistema muscular.

El sistema fascial esta ricamente inervado por una extraordinaria red de mecanoreceptores.

Según Essefeld el sistema fascial contienen más receptores que la piel u otro órgano sensitivo. Según el, los receptores de Golgi distribuidos en la fascia, tienen la capacidad de actuar como receptores dependientes de la gravedad.

Capítulo 3

Fascia y Musculatura

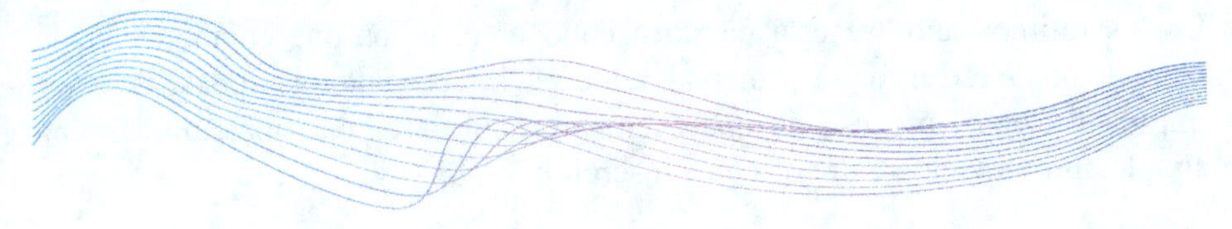

Hablamos que orígenes e inserciones musculares comparten tejidos fasciales, aponeurosis, membranas óseas o bien sus tendones se fusionan para poder seguir con su unión hasta su inserción final, o sencillamente su inserción no es exclusivamente "ósea" sino que también es fascial.

Todo ello nos hace pensar hasta qué punto pudieran interferir esas inserciones contiguas, fusiones, o simples conexiones entre tejidos conectivos, en la transmisión de fuerzas musculares, originaria de una o múltiples contracciones de las fibras musculares que componen los fascículos musculares (revestidas por endomisio y perimisio respectivamente).

En los últimos años se está dando a conocer estudios que colaboran en la ampliación de ese enfoque, principalmente a la hora de entender todas las partes implicadas en el proceso de una acción músculo-articular, más allá de una simple aproximación entre origen e inserción.

Conceptos como fuerza Epimuscular (transmisión de fuerzas a la estructura ósea por otras vías distintas a las provenientes del concepto "origen" e "inserción"), o transmisión de fuerzas intermuscular (músculos adyacentes agonista y antagonistas) y transmisión de fuerzas intramuscular (estructuras colindantes y subyacentes, vasos sanguíneos, nervios y tejidos conectivos) ayudan a dar cuerpo a hipótesis que amplíen nuestra comprensión en el proceso de acción muscular - movimiento.

Quizás las superficies de encuentro y contacto a través de los tejidos conectivos entre músculos que comparten o no direcciones de haces musculares, colaboren en gran medida en las sinergias existentes entre las acciones musculares, siempre que ese entamado de tejidos esté en condiciones equilibradas (tensión fisiológica) entre las fuerzas de tensión y compresión que lo rigen. Por el contrario, su rigidez, acarrearía un mal funcionamiento de las partes implicadas y subyacentes.

Estudios como los de Huijing y Jaspers, o Tian et al., destacan la probable participación de los tejidos conectivos en la transmisión de fuerzas entre las Unidades Musculo – Tendón (MTUs Muscle – Tendon Units) adyacentes y subyacentes. En sus trabajos no solo han encontrado transmisiones de fuerza entre las MTUs adyacentes "transmisión de fuerza miofascial intermuscular" o también en estructuras no-musculares subyacentes como nervios, vasos sanguíneos y tejidos conectivos "transmisión de fuerza miofascial extramuscular".

Es de común conocimiento que en el movimiento humano las contracciones musculares transmiten sus fuerzas de una manera secuenciada y en serie entre las aponeurosis, tendones y huesos. Sin embargo, en otros hallazgos nos invitan a ampliar esa visión hasta ahora limitada a lo descrito anteriormente.

La transmisión de fuerzas puede dar también en direcciones perpendiculares y laterales, Bojen-Moller et al., y Tian et al., han verificado como la actividad muscular (vía movimientos pasivos o estimulación eléctrica directa) del gastronemio medial acarreaba diferencias de longitud en las fibras musculares del sóleo, confiriendo a la unidad epimuscular la capacidad de transmisión de la fuerza intermuscular entre los referidos músculos.

Aunque sin haber podido profundizar mucho más, en cuanto a las magnitudes de esas fuerzas, los autores si destacan la posible funcionalidad de las fuerzas de soporte o capacidad de carga. Así, la transmisión de fuerzas de soporte a agonistas y antagonistas, originarios de la contracción de las fibras musculares de los músculos activos, podría restar sobrecargas destinadas única y exclusivamente al mecanismo de contracción musculo – tendón. La principal ventaja, pudiera ser en las acciones sinérgicas derivadas de ese supuesto mecanismo a la hora de contrarrestar las consecuencias del uso de distintos tendones y articulaciones.

Tejido conectivo intramuscular
La unidad muscular como tal, cuenta con distintos compartimientos que a través del tejido conectivo recubre cada una de las partes que lo conforman. Como se ha podido ver en los párrafos anteriores, en tejido conectivo tiene funciones importantes en lo que se refiere a la transmisión de fuerzas generadas por el músculo, no solo a lo largo y hacia el tendón, como también hacia afuera de la unidad músculo-tendón.

Se ha demostrado que entre un 30 y 40% de esa fuerza es transmitida hacia las unidades o estructuras adyacentes al músculo en contracción. En ese sentido, observamos cómo además de dar forma a los espacios limítrofes de las partes internas y externas del músculo, el tejido conectivo también puede interferir en las partes adyacentes (intramuscular e intermuscular) puesto que sus conexiones evidentes e inherentes.

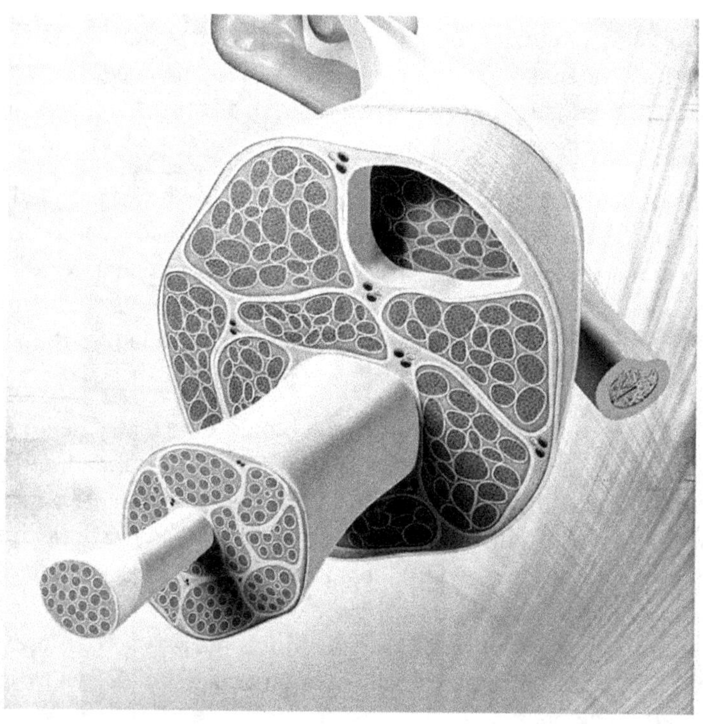

La unidad muscular presenta separaciones que hacen que cada fibra muscular puede actuar de manera independiente. Todo ello, en parte gracias a la presencia del tejido conectivo que separa cada una de las partes del músculo, delimitando las partes desde la unidad muscular, hasta la acción final del sarcómero, dentro de cada miofibrilla, que componen las fibras musculares.

Endomisio

El endomisio está ubicado a nivel profundo en la unidad muscular, es una malla de tejido conectivo que separa individualmente las fibras musculares. Está compuesto básicamente por fibras de colágeno (tipo III, IV, V y poca cantidad del tipo I), matrices de proteoglicanos y fibras de elastina. A través del endomisio se transmite la fuerza generada por cada fibra muscular, hacia las fibras musculares próximas y consecuentemente hacia el fascículo (perimisio) del que forma parte.

En esa malla que recubre cada fibra muscular, las fibras de colágeno se presentan bajo la forma ondulada y organizada oblicuamente alrededor de 55° respecto al eje longitudinal del cuerpo.

Existen tres tipos de conexiones que se originan en el endomisio:

a) **Endomisio capilar** lamina basal hacia las miofibrillas a nivel de líneas Z en el sarcómero.
b) **Endomisio miocito** perpendicular entre dos fibras musculares, penetrando en la lámina basal.
c) **Endomisio fibra muscular** longitudinalmente a la fibra muscular, paralelo a cada miofibrilla que se inserta dentro del sarcolema a la línea Z.

Entre sus funciones destaca la capacidad de permitir el libre deslizamiento entre las fibras musculares, la transmisión de las fuerzas en el sentido lateral a la dirección de la disposición de las fibras musculares y mantener o aumentar la longitud de fibras adyacentes. Además de formar una matriz que coordina la fuerza de transmisión entre las fibras de un fascículo y mantener las fibras en un registro uniforme.

Perimisio

Es una red continua de tejido conectivo que divide en fascículos o haces de fibras musculares. Los fascículos transcurren a lo largo del músculo de tendón a tendón, y las terminaciones de las fibras musculares se fusionan con el perimisio, a su vez, forma un denso pliegue con el tendón o aponeurosis (unión miotendinosa). La red de tejido conectivo que forma el perimisio se funde con el epimisio en la superficie muscular, estando así conectado mecánicamente con este. Compuesto en su mayoría por fibras de colágeno (tipo I, III, IV, V, VI y XII), matrices de proteoglicanos y pequeñas cantidades de fibras elásticas.

El colágeno tipo I confiere al perimisio una destacada capacidad de tracción, de esa manera, se denota el importante papel del perimisio en la transmisión de fuerzas hacia las estructuras Oseas.

Entre sus principales funciones destacan:

- Papel estructural y de contención; la disposición de sus fibras de colágeno a lo largo de la red del tejido conectivo organiza las fibras musculares en fascículos.
- Establecer conexiones entre las fibras musculares sinérgicas que se encuentran en los fascículos musculares adyacentes, encauzando las fuerzas generadas hacia el mismo tendón.
- La unión entre fibras musculares que no pasan por toda la longitud del vientre muscular., y, por ende, no tiene conexión directa con los tendones / aponeurosis de los orígenes e inserciones.
- La garantía de una relativa independencia de los fascículos musculares durante la contracción muscular.

En la superficie del perimisio su tejido conectivo se funde y se une a la perfección con el epimisio, con que es bastante fácil intuir la interrelación entre esas dos capas de tejido conectivo intramuscular.

Epimisio

Es la capa de tejido conectivo que envuelve la unidad muscular, conjuntamente con las capas subyacentes, delimita y da forma al músculo. Compuesto por fibras de colágeno de largo diámetro, es la capa más gruesa de todos los elementos que componen los tejidos conectivos intramusculares. En los extremos del músculo este tejido conectivo se espesa antes de fusionarse con los tendones y aponeurosis de origen e inserción que convergen en un paratendón.

Sus fibras de colágeno, al igual que en las capas más profundas del tejido conectivo intramuscular (perimisio y endomisio), están dispuestas oblicuamente al eje longitudinal del cuerpo en el ángulo aproximado de 55°.

En los músculos fusiformes esa disposición permite al epimisio resistir a las fuerzas pasivas generadas por la elongación y deformación fisiológica del músculo, contrario al tendón donde sus fibras de colágeno están dispuestas longitudinalmente al eje del cuerpo.

En los músculos peniformes, las fibras de colágeno reflejan principalmente la progresión de las fibras musculares, formando una lámina densa que a menudo actúa como un tendón o una aponeurosis superficial que se inserta en el tejido conectivo del aparato locomotor, o en los músculos adyacentes (ej. La expansión del glúteo mayor en el tracto iliotibial).

La presencia de un tono basal constante de contracción de las fibras musculares, mantiene a todos los tejidos conectivos intramusculares en un estado de tensión permanente (tensión fisiológica), más o menos elevada. Esa presión interna generada, ayuda a mantener las limitaciones de las unidades musculares, además de colaborar en el funcionamiento de estructuras adyacentes (circulación de fluidos, vasos sanguíneos y matriz extracelular).

Entre sus principales funciones destacan:

- La contención y limitación de la expansión muscular a través de la disposición de capas concéntricas de fibras de colágeno.
- La transmisión de fuerzas recibidas desde el perimisio y directamente de las inserciones dentro de las partes del músculo.
- La dotación en el músculo de una superficie que permite el deslizamiento entre las estructuras circundantes y viceversa.

Entre las fibras de colágeno pueden ser encontradas sustancias fundamentales ricas en ácido hialuronico. Esto permite una mayor capacidad de deslizamiento de las fibras de colágeno, y cuando son demandadas, con poca fricción, proporcionando una buena movilidad relativa. La presencia de ácido hialuronico es la sustancia fundamental del epimisio, es lo que le da a cada vientre muscular una independencia relativa de los elementos que lo rodean.

La fuerza generada por las contracciones de las estructuras internas del músculo (miofibrillas, fibras, fascículos) conjuntamente a la orientación de esas fibras, además de ser contrarrestada por las fuerzas del propio epimisio y los tejidos circundantes, proporcionan el equilibrio de fuerzas necesarias para mantener un tono basal de tensión y permitir la realización libre, en este caso, de una acción muscular (simple o compleja).

Transmisión Miofascial de la Contracción Muscular

El omnipresente modelo de contracción muscular basado en el deslizamiento de filamentos de actina y miosina descrito hace más de 40 años por Huxley & Simmons (1971), ha respaldado el análisis del movimiento corporal Newtoniano, caracterizado por el fenómeno de palancas.

En este modelo, las miofibrillas organizadas en serie, son motores independientes que consiguen aproximar los extremos miotendinosos o mioaponeuróticos, desencadenando así el movimiento. Sin embargo, el descubrimiento de la ultra estructura y la mecanobiológia de la unidad sarcomeral, han dado forma a un nuevo modelo de miofibrillas "incrustadas" dentro de una matriz extracelular (MEC) que participa, desde su propia dinámica, en el fenómeno contráctil (Gillies, 2011).

El acortamiento de la miofibrilla ejerce fuerzas "multidireccionales" dentro de una red fascial (endomisio, perimisio y epimisio) organizadas bajo los principios de la tensegridad (Gillies, 2011, Purslow, 2010, Hujing, 2007). La mayoría de estas fuerzas son destinadas a la unión miotendinosa, sin embargo, aproximadamente el 30%, utilizan vías de transmisión lateral "epimisiales", como queda demostrado en casos como la expansión aponeurótica del bíceps braquial sobre el antebrazo (Eames et al. 2007) o la continuidad de la fascia pectoral con la braquial (Stecco, 2008), es decir, vías paralelas a las tendinosas (Chi-Zhang, Gao, 2012, Huijing, 2007, Yaman A, 2013).

La importancia clínica de este fenómeno queda expuesta en las transferencias tendinosas, donde se observa, que son las conexiones intermusculares (epimismales) extra tendinosas las que gobiernan la función sobre el aparato extensor (Scott, 2003).

Capítulo 4
Tensegridad

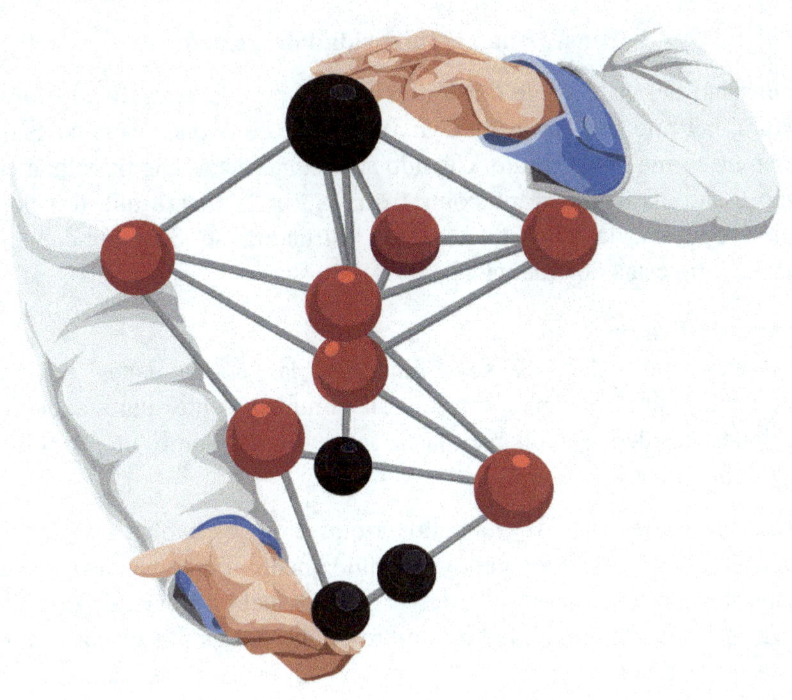

Un conjunto universal de reglas de construcción para guiar el diseño de estructuras orgánicas, desde simples compuestos de carbono hasta células y tejidos complejos.

Donald Ingber

Tensegridad = Integridad de Tensión

La integridad del sistema de tensión es crucial para la estabilidad de toda la estructura, permite transmitir la carga a través de componentes ténsiles que se conectan en forma de triángulo. Cuando actúa una fuerza que tracciona en una dirección, automáticamente es contrarrestada por la fuerza que tracciona en dirección opuesta, la estabilidad de la estructura se debe únicamente al equilibrio entre estas dos fuerzas.

Concepto de Tensegridad

A mediados del siglo XX se difunde en las comunidades artísticas e ingenierísticas un concepto estructural completamente innovador, cuyas aplicaciones pueden extenderse hasta interpretarlo como un principio de organización universal.

Durante cientos de años los elementos arquitectónicos habían sido diseñados para consentir a una estructura apoyarse rígidamente sobre una base: el peso de una construcción se repartía y se descargaba al suelo a través de piezas cuya orientación hacia la verticalidad era imprescindible. Los muros, las columnas, las vigas y los arcos se ensamblaban en un conjunto que se mantenía estable porque se adhería al suelo en virtud de la atracción gravitacional. Las condiciones de estabilidad obedecían a pocas reglas sencillas, como la que imponía el baricentro (el punto virtual del conjunto en el cual se concentraban el peso propio y las cargas adicionales) del quedar dentro del perímetro de base. Los esfuerzos a los cuales se veían sometidas las estructuras, eran casi exclusivamente de compresión.

Las únicas excepciones se vieron después de la adopción del hierro como material de construcción, los puentes colgantes, por ejemplo, utilizaban cables sujetos a tracción para sostener las calzadas de recorrido. La capacidad del hierro de absorber los esfuerzos de tracción también permitió la elaboración del concreto reforzado, que a su vez llevo a construcciones más grandes y flexibles, cuyo comportamiento estático podría preverse confiablemente en la etapa de diseño.

En los años veinte aparecieron las primeras cúpulas basadas en módulos rígidos triangulares ensamblados en conjuntos casi esféricos, dichas cúpulas, que más tarde se llamaron "geodésicas" permitían un gran ahorro de materiales, aumentaban en rigidez a medida que aumentaba su dimensión, y sobre todo manifestaban una reacción integral cuando s ele sometía a esfuerzos: una fuerza aplicada en un punto se distribuía uniformemente en toda la estructura, hasta los cimientos, y en forma análoga se repartía la deformación resultante.

La verdadera revolución se realizó al rededor del año 1948, en Estados Unidos, el arquitecto – matemático – filósofo Richard Buckminster Fuller estaba organizando en una óptica coherente desde hacía casi dos décadas, sus investigaciones sobre estructuras novedosas, que respondieran a esfuerzos de tracción, además de compresión. El objetivo era identificar un conjunto estructural estable, cuyos elementos constituyentes se dispusieran en equilibrio en una conformación geométrica, algunos estirándose (respondiendo a tracción) y otros contrayéndose (respondiendo a compresión). Por exigencias de claridad y soslayando una nomenclatura más rigurosa, llamaremos rígidos que se resisten a compresión.

Buckminster Fuller se dio cuenta que era posible integrar cables y barras en un nuevo tipo de estructura con características inusitadas, que conservaran la estabilidad sin importar su orientación en el espacio y que fueran además sumamente eficientes, en el sentido de que la cantidad de material necesaria para garantizar el equilibrio estático fuera muy pequeña en comparación con las construcciones convencionales.

Fuller daba clases de modelos geométricos en el Black Moutain College de Carolina del Norte, en el verano de 1948 Kenneth Snelson, un estudiante de artes plásticas de la Universidad de Oregón, asistió a algunas de dichas clases, Snelson se entusiasmó con las ideas de Fuller y empezó a aplicarlas experimentando con modelos tridimensionales que tomaban en cuenta sugerencias del escultor Alexander Calder y el pintor Josef Albers, Snelson construyo un artefacto de cables y barras muy estable y flexible, que en el verano siguiente mostro a Fuller, él se percató de la enorme potencialidad del artefacto y lo encuadro en el marco de sus búsquedas en geometría avanzada, confiriéndole justificación teórica y perspectivas de generalización, fue Fuller quien acuño el término "Tensegrity" para la nueva clase de estructuras (tensegridad) que puede satisfactoriamente traducirse como "Integridad Tensional".

Para complicar la "diatriba" sobre la invención de la tensegridad, casi al mismo tiempo en Europa el arquitecto húngaro David Georges Emmerich elaboraba una "protoforma" de cables y barras que a su vez era inspirada en un prototipo descrito en 1920 por el artista ruso Karl Ioganson. La estructura consistía de nueve cables tensados y tres barras, y difería de Ioganson en tanto que esta última tenía ocho cables (uno no tensado) y tres barras. Resulto inmediatamente que las reivindicaciones separadas de Fuller, Snelson y Emmerich, que fueron registradas con patentes diferentes se referían a la misma estructura.

Contemporáneamente se originó una controversia sobre la autoría del descubrimiento, que dura hasta nuestros días, lo que parece innegable es que Buckminster Fuller integro el concepto de tensegridad en el corpus de sus investigaciones teóricas y llego a considerarlo un principio fundamental de la naturaleza, mientras que Emmerich se dedicó a la búsqueda de las variantes estructurales caracterizadas por principios matemáticos y geográficos afines a los tensegríticos., mientras tanto Snelson consiguió alta notoriedad por la producción de intrigantes esculturas aparentemente ingrávidas, y por su exportación de los nuevos conceptos a otras áreas del conocimiento.

A partir de los años cincuenta el interés hacia las estructuras tensegríticas se difundió rápidamente en campos como la arquitectura, ingeniería, biología, anatomía, química orgánica, incluso en vitalismo y autocuración.

Fuller en su libro "Synergetics" identifica la tensegridad con la tendencia básica de cualquier organismo a estructurarse, llegando al límite de la metáfora cuando ve fenómenos tensegríticos en el sistema planetario, en la conformación del átomo, en la relación hombre – mujer, maestro – discípulo, etcétera. Más allá de las sugerencias analógicas – poéticas, en este contexto conviene tratar de elaborar una definición restringida de tensegridad y averiguar cuanto de ella puede resultar útil para explicar los fenómenos fisiológicos que nos interesan.

Tensegridad en Ingeniería

Desde el punto de vista de la ingeniería básica, una estructura tensegrítica se compone de barras rígidas aisladas, cuyos extremos se conectan por medio de cables pre – tensados, es justamente la pre – tensión (disponibilidad de los cables a ser estirados) lo que confiere a la estructura su característica flexibilidad.

Las fuerzas aplicadas en cualquier punto se transmiten a todos los demás constituyentes, las deformaciones se reparten en todos los elementos y el conjunto reacciona de forma global. Una estructura tensegrítica puede orientarse en todas las direcciones sin que se aprecien variaciones por la distribución de peso de sus elementos, prácticamente es independiente de la gravedad. Al crecer su complejidad, aumenta su resistencia a la deformación, su forma geométrica externa no tiene que obedecer estrictamente a principios de simetría, por lo cual puede configurarse en formas libres.

Su equilibrio es notable no solo en condiciones estáticas, sino también en régimen dinámico (las vibraciones y los micro – desplazamientos se transmiten y se absorben uniformemente en todos los puntos), su comportamiento global se asemeja al de una sustancia idealmente elástica: al aplicar una fuerza externa se deforma simétricamente, y al desaparecer la fuerza regresa a su forma original.

En función de criterios clasificatorios se consideran algunas restricciones: una estructura estrictamente tensegrítica contiene las barras en su parte interna, ninguna barra puede tener contacto con otra y los cables se disponen en la superficie externa. En consecuencia, se habla de "tensegridad canónica" cuando existe compresión discontinua interna y tracción continua externa., a raíz de estas restricciones, comúnmente se usa la expresión de "compresión flotante" como sinónimo de tensegridad.

La definición restringida se usa casi exclusivamente en campo arquitectónico, se ha desarrollado mucho trabajo para clasificar las propiedades geométricas, matemáticas, topográficas y funcionales de las estructuras tensegríticas, además de crear instrumentos generalizados para su cálculo estático y dinámico. Sin embargo, las realizaciones arquitectónicas tensegríticas "puras" funcionales, destinadas a cubrir ambientes de grandes dimensiones no exceden de tres a cuatro en el mundo, a pesar de esto se perciben buenas posibilidades de usar estructuras tensegríticas en la exploración y colonización espacial, donde la ligereza, la flexibilidad, la desplegabilidad, la independencia de vínculos gravitacionales y la tolerancia a impactos juegan un factor muy importante.

Un panorama completamente distinto se percibe si se adopta una definición más flexible, en este caso habría que integrar el concepto de tensegridad las cúpulas geodésicas, las estructuras neumáticas, las cubiertas colgantes, las tenso – estructuras, las cubiertas de cables, etcétera, existen muchos ejemplos de ellas y en muchas universidades se las somete a un interés creciente.

Aparentemente Kenneth Snelson estaba en lo cierto cuando expresaba su duda sobre la posibilidad de usar tensegridad canónica a fines arquitectónicos, la misma extrema flexibilidad de las estructuras tensegríticas puras rinde problemático su equilibrio estático, y en caso que se adopten sistemas de corrección automatizada de la tensión de los cables para corregir dinámicamente dicha flexibilidad los costos de realización se vuelven prohibitivos con respecto a las posibles ventajas.

Otra dificultad es representada por las dimensiones físicas de los miembros en estructuras complejas, como las destinadas a cubrir espacios muy amplios, si bien, es relativamente fácil, diseñar un modelo geométrico tensegrítico autosustentable, cuando se pasa a definir los materiales y las dimensiones es muy frecuente que los elementos interfieran entre ellos a pesar que las líneas que representan teóricamente en el modelo no se toquen, sin embargo, existen ejemplos impactantes de tensegridad pura "simbólica": esculturas, arcos, mástiles, puentes no funcionales, muebles, etc.

Es opinión difusa entre los investigadores, que el fenómeno de la tensegridad todavía no ha sido comprendido a fondo en todas sus implicaciones, y que su definición tenga que ser encauzada de manera tal que consienta una mayor orientación practica e interpretativa.

Tensegridad Extendida

Un gran ejemplo de tensegridad extendida es el National Aquatic Center, conocido como Water Cube de Beijing, el 26 de diciembre de 2007 marcó un hito en la preparación de los Juegos Olímpicos 2008 de Beijing, se colocó el ultimo panel de plástico de la cubierta, se trata de un edificio asombroso desde varios puntos de vista, consiste de un paralelepípedo alto, 35 metros y cuya base es un cuadrado de 175 metros de lado, tiene una capacidad de 17.000 asistentes, está ubicado en el Parque Olímpico, distrito de Chaoyang al norte de la capital China.

La técnica de diseño viene por la firma Arup, junto con el grupo australiano PTW Architects y la firma local CSCEC (China State Construction Engineering Corporation), uso una extensión del BIM (Building Information Modeling). En computadoras microstation que, gracias a una implementación automática de representaciones bidimensionales y de textos descriptivos, y a la consiguiente focalización en el solo modelo tridimensional, consistió la preparación del proyecto y su ejecución en muy corto tiempo.

Tiene una gran complejidad estructural, ya que se ensamblaron 22000 elementos de acero liviano en 12000 nudos, y cada sección de la estructura fue examinada por un programa de análisis por elementos finitos.

La base del concepto estático es una célula formada por 12 pentágonos y 2 hexágonos, rodada en dos ejes hasta formar un entramado aparentemente irregular que enhebra los cinco bloques fundamentales, es decir, las cuatro paredes de 3.60 metros de espesor y el techo de 7.20 metros de espesor.

El sistema de revestimiento consiste en un material llamado EFTE (Ethylene TetraFluoroEthylene, un polímero de la familia del teflón, que pesa el 1% de su equivalente en vidrio). Las membranas se inflan con aire a baja presión y luego se fijan por medio de unos marcos de aluminio a los miembros de acero, la propuesta original de los diseñadores preveía la prefabricación de las membranas, hubiera acelerado aún más la puesta en obra, pero el gobierno chino opto por la fabricación en sitio que fue ejecutada por más de 3000 obreros.

Otro aspecto remarcable es la Eco – Sostenibilidad, el 80% del agua pluvial es recogida y tratada a beneficio de las instalaciones., un 20% de la energía solar es atrapada y reutilizada para calentar el agua de la piscina, además, el efecto estético, desde el interior como al externo de la construcción se aprecia la sensación de una piel orgánica, basada en una libre asociación de burbujas semi – transparentes que sugiere el elemento acuático.

¿Pero bien, esta maravilla de construcción, tiene características tensegríticas?

A primera vista la respuesta debería ser negativa, los elementos macroscópicos son techos y paredes convencionales, aparte del espesor inusual y del hecho que son internamente vacíos, además resulta difícil resulta difícil diferenciar elementos sujetos a tensión y otros sujetos a comprensión en el complicadísimo retículo de miembros metálicos del Water Cube.

Pero un análisis más detallado revela aspectos tensegriticos como la auto sustentación, la adopción de cubiertas neumáticas, la parquedad en el uso de los materiales y la eficiencia en la distribución geométrica, en suma, podría comprenderse como una "tensegridad extendida", pero quizás el problema no resida en la falta de adhesión del Water Cube a los cánones tensegriticos, si bien, en la no plena comprensión que tenemos actualmente de la tensegridad.

También se le pudiera llamar "tendencia al bio – morfismo"., si se examinan las fotos de la estructura metálica del Water Cube tomadas durante la construcción, no se puede evitar de pensar que este amasijo de alambre entrecruzado, se inspire en una molécula de polímero, en un capullo de un gusano de la seda o en telarañas obligadas a llenar un espacio cerrado.

A cierto grado de complejidad, los organismos artificiales tienden a "naturalizarse", adaptando su aspecto a criterios orgánicos, ya sea por necesidad topológica o por eficiencia energética, ya sea por inevitables pulsiones meta empíricas, como la búsqueda de equilibrios sutiles y "espontáneos" entre forma y función.

En la naturaleza predomina la regla que los patrones geométricos resulten de la adaptación de los organismos al ambiente; cuanto más complejo es el organismo y más matizado es su relación energética con el entorno, más elaborada y orgánica es la configuración morfológica resultante. Es posible que dichos patrones geométricos se puedan interpretar como "orientados" a proporciones armónicas, como si la belleza de la forma fuera una faceta inseparable de la complejidad., Aquí podríamos definir cierta paradoja: en las manifestaciones más asombrosas de la naturaleza los patrones morfológicos se pueden sintetizar con conceptos abstractos "creados" por el hombre.

Algunos sugerirán que el propio afán estético del hombrees una tendencia nostálgica hacia una condición de simbiosis perfecta, entre la capacidad de abstracción de la mente y la habilidad de proliferación configurativa de lo natural.

A lo largo del siglo XX, en el campo de la tecnología se han multiplicado los ejemplos de simbiosis progresiva entre estética y funcionalidad: las estructuras regladas y los arbotantes de Antoni Gaudí, las esculturas ingrávidas de Alexander Calder y de Kenneth Snelson, el diseño naturalístico de ciertos artefactos tecnológicos de uso común, la búsqueda de delicadas sinuosidades en la carrocería de los automóviles, la investigación sobre la amigabilidad del aspecto externo de los robots, etcétera. Se puede hablar incluso de una "intencionalidad" creciente con el tiempo, favorecida por las ramas del "industrial desing" en los últimos sesenta años.

En conclusión, sea bienvenido el Water Cube, a pesar de su linaje tensegrítico, si logra rescatar su forma estereométrica global con su intrigante urdiembre metálica y su hidro – mórfica piel de burbujas, y si en sus innumerables ojillos plásticos logran ilusionarnos con una inmersión virtual en el más vital de los elementos.

Tensegridad de los Sistemas Biológicos
Las novedosas características de las estructuras que responden al concepto de la tensegridad despertaron prontamente docenas de investigaciones en áreas sorprendentemente lejanas de la ingeniería, como la química orgánica y la biología.

El premio nobel para la química en 1996 fue otorgado a un grupo de científicos (Harold Kroto, James R. Heat, Sean O'brien, Robert Curl y Richard Smalley) por descubrir en 1985 una nueva forma de carbono constituida por 60 átomos organizados en forma esferoidal, a la cual significativamente se le denominó "Buckminsterfullerene" o coloquialmente "buckyball" en honor a Buckminster Fuller.

Los Buckyballs son moléculas cuyos átomos se disponen en los vértices de un icosaedro truncado con 12 caras pentagonales y 20 caras hexagonales, es decir, que constituyen una perfecta estructura geodésica geométrica., exhiben además características excitantes: son sumamente resilientes (resistentes a colisiones de alta velocidad), son comprimibles hasta el 60% de su volumen original y una vez comprimidos son dos veces más rígidos que el diamante, pueden actuar como aislantes, conductores, semi – conductores o super – conductores al variar las condiciones del entorno, tienen propiedades ferro magnéticas variables, y en su interior hueco pueden albergar moléculas de otros elementos.

Las posibilidades de sus aplicaciones parecen ser infinitas, desde la medicina oncológica hasta la creación de revolucionarios materiales plásticos, y hasta la creación de componentes mecánicos y electrónicos en la escala nano – tecnológica. Junto con sus parientes los "bucktubes" descubiertos más tarde, que consisten en buckballs estirados y vacíos, y que son más resistentes que las actuales fibras de carbono, presagian sin duda una serie impresionante de descubrimientos y aplicaciones.

Quizás, la explicación tensegrítica más espectacular se debe al biólogo Donal Ingber, que publico sus ideas desarrolladas a partir de los años 80, en el famoso artículo "the arqchitecture of life" en enero de 1998, The Scientific American., Según Ingeber la estructura y la dinámica de la célula obedecen a principios tensegriticos, su razonamiento enfoca a la estructura interna de la célula, el citoesqueleto. El rol de las barras es asumido por los microtúbulos, mientras que los microfilamentos extensibles de actina asumen la propiedad de los elementos ténsiles, por su parte los filamentos intermedios actúan como medios de unión, dicha configuración permite a la célula asumir formas distintas según su posición y su función en el entorno directo; más aún, le permite anclarse a la matriz extra celular y facilita la transmisión de nutrientes y diferentes señales a través de la membrana hasta el núcleo.

Otra característica fascinante que recuerda y profundiza la típica flexibilidad de las estructuras tensegríticas, es que al alterar la forma externa de la célula se pueden activar diferentes programas genéticos: una célula aplanada libre de estímulos externos tiene propensión a dividirse, una esférica comprimida tiende a extinguirse (apoptosis), mientras que en condiciones intermedias se exalta la especificidad tisular, es decir, que la célula se desarrolla según las directivas previstas en el ARN para el órgano en el cual está contenida. La estricta interrelación entre las células y la matriz extra celular, que se realiza a través de filamentos y proteínas globulares con intercambio de mensajes químicos y mecánicos (quimio – receptores y mecano – receptores), autoriza la hipótesis de un conjunto supra – celular (íntimamente sinérgico) que se extiende a todo el cuerpo.

¿Cómo relacionar los conceptos expuestos con la dinámica funcional del aparato locomotor?

Es difícil aceptar el textual modelo de la mecánica Newtoniana para analizar la dinámica funcional del sistema musculoesquelético de los humanos, enfocándolo al modelo de compresión. La duda surge al observar como en el cuerpo se complementan en un perfecto balance: tensión y compresión, sinergia y energía, gravedad y radiación, sintropía y entropía, el crecimiento y el decaimiento. Estos parámetros, que pueden parecer antitéticos, en realidad son los extremos de un solo sistema y pueden permanecer en interrelación entre ellos.

El aparato locomotor actúa como una estructura inestable, que se encuentra en un constante proceso de la búsqueda de la estabilidad, bajo el control del Sistema Nervioso Central. Este complejo proceso dinámico requiere de un modelo multidisciplinario para su análisis. Los estudios de Gracovetsky iniciados en los años 70 señalan que las herramientas que se usan para el análisis ortodoxo del comportamiento mecánico del cuerpo son las mismas que sirven para los cálculos realizados por los ingenieros en relación con comportamiento de diferentes materiales sólidos, los cuales generalmente representan unas estructuras homogéneas: entre muchas de sus características destaca el hecho que al pasar el tiempo no se deforma de una manera significante. Por lo contrario, el cuerpo humano se deforma constantemente con cierta facilidad, considerando el hecho que está construido del material en el cual destacan las propiedades viscoelásticas, es decir que al tipo de material que, al aplicarle una fuerza constante, se deforma parcialmente con el tiempo, de aquí nace una pregunta lógica:

¿hasta qué punto, considerando las mencionadas partes del cuerpo, los cálculos aplicables a la ingeniería pueden servir plenamente para analizar el comportamiento mecánico del cuerpo, como también hasta qué punto podemos confiar en los cálculos matemáticos aplicados a los experimentos en la biomecánica basados en las muestras y observaciones de los cadáveres?

Resumiendo, la problemática clave se puede expresar en la siguiente pregunta: ¿Qué modelo conceptual del cuerpo humano usamos para para analizar la mecánica del movimiento?

Siguiendo el razonamiento de Gracovetsky, debemos considerar que la aplicación de cualquier fuerza de tipo estática a un elemento corporal generará una respuesta viscoelástica con su consecuente deformación. Esta deformación no tiene que generar un daño a la estructura ni tampoco la inestabilidad del sistema.

El cuerpo dentro de su comportamiento dinámico realiza, de una manera constante, un complejo proceso de adaptaciones dinámicas que le permiten actuar siempre bajo el principio de la máxima eficacia con el mínimo gasto de energía. Así, un sistema, viscoelástico no responde textualmente a los requerimientos de un análisis matemático de los materiales, en los cuales la deformidad es un proceso extremadamente lento y de escasa amplitud. Cabe mencionar también que en el cuerpo el proceso de una continua carga y descarga ocurre generalmente en una manera rápida, lo que requiere de una pronta y precisa redirección de las fuerzas. Este comportamiento es observable inclusive en una posición bípeda "estática" en la cual ninguna de las estructuras está llevada a la constante carga. Así, la postura humana representa un comportamiento dinámico.

Podemos concluir que el sistema musculoesquelético es inherentemente inestable y su optima estabilización funcional depende de diversos factores en una activa y constante adaptación.

Las articulaciones del cuerpo humano, particularmente las que actúan bajo carga gravitacional como la rodilla, representan estructuras que responden a requerimientos de estabilidad (estática) y al mismo tiempo a exigencias de flexibilidad (dinámica); están en capacidad de moverse libremente en cualquiera de las posiciones: la bípeda, bípeda invertida, de lado, y en todas esas posiciones conservan la eficiencia y la coherencia de los movimientos. Actúan en presencia y en ausencia de la carga gravitacional.

El modelo arquitectónico de bloques colocados uno sobre otro y fijados entre sí por diferentes medios de unión se presta para el análisis de una estructura de comportamiento inmóvil y erguida. Cualquier desviación de esta rígida y perfectamente bien balanceada posición requiere del uso de fuerzas adicionales que crean torques y momentos, y requieren de una mayor energía para su estabilidad, lo que contradice la premisa principal del funcionamiento corporal.: a mayor eficacia, menor gasto de energía. Así, el análisis de movimientos lineales basados en el canónico enfoque Newtoniano no permite explicar con exactitud el comportamiento del cuerpo, por ejemplo, cuando esto tiene que balancear fuerzas contrapuestas, como en el caso del levantamiento de pesos.

En la propuesta del modelo de tensegridad, la tensión la proporcionan las estructuras de la matriz del tejido conectivo, los ligamentos, los músculos y los vasos sanguíneos, asegurando la fuerza, integridad y el pre – estrés. La compresión la aseguran los huesos y los incomprimibles fluidos encerrados en los compartimientos controlados por el sistema fascial.

La tensión es continua en el espacio (todos los elementos se conectan entre sí) y también en el tiempo (tratándose de una estructura pre – tensada). Cuando la estructura actúa bajo carga, los elementos ténsiles (pre – tensados) reparten entre sí la carga, lo que incrementa su resistencia total, al incrementar la carga, incrementa la tensión y así finalmente también la resistencia, por ejemplo, en la rodilla de un levantador de pesos en el momento de alzarlo.

El mantenimiento del "tono" (pre – estrés), está a cargo de los músculos; son ellos quienes se encargan también de la ejecución de los movimientos, de esta manera la contracción muscular acorta y ensancha al músculo, colocando así una mayor tensión / resistencia en el sistema de tensegridad, y así incrementa la estabilidad.

Otro elemento indispensable en el mantenimiento del tono es el agua distribuida en los compartimientos fasciales, la cual contribuye a absorber el shock, y distribuyendo las fuerzas ayuda a contrarrestar la deformación. Así, por ejemplo, la calidad del líquido sinovial (su viscosidad) determinara su desenvolvimiento dentro de la red de la tensegridad fascial. Las observaciones indican la necesidad de incluir en el razonamiento la estructura del tejido conectivo denominada fascia.

La fascia representa el tejido conectivo denso regular e irregular que forma de diferentes maneras (aponeurosis, tendones, ligamentos, capsulas articulares, etc.) una continua red de conexión entre los elementos del aparato locomotor, como también el tejido conectivo laxo que, llenando los espacios intermedios del cuerpo, crea vínculos entre todos los componentes anatómicos. Esos vínculos actúan como medios de unión anatómica además de tener extensas tareas funcionales. Desde ese punto de vista el sistema fascial juega, por ejemplo, un importante rol en el mantenimiento de la postura corporal.

Las disecciones de los cadáveres frescos, y las observaciones durante los actos quirúrgicos, revelan que la fascia no solamente rodea a las estructuras musculares y viscerales, sino que infiltra a la masa muscular y la grasa de manera muy individual en cada persona, formando así la tridimensional red de interconexión en los niveles de macro y micro estructura corporal, y penetrando a los niveles más profundos de su construcción.

Esas conexiones pueden, inclusive, llegar a nivel celular e intracelular. Paralelamente, la matriz extracelular del tejido conectivo es el medio en el cual se realiza el complejo proceso de mecanotransducción, en el cual las células reaccionan dinámicamente, detectando e interpretando las señales de origen mecánico. Es lógico, entonces, pensar en la posibilidad de la influencia de esa multidisciplinaria red de intercomunicación corporal en los procesos biomecánicos y bioquímicos relacionados con el control del movimiento corporal, a todos los niveles de su construcción.

En los últimos años se ha ido ensalzando como principal función de la fascia la de garantizar su integridad estructural constituyendo una especie de sistema tensegrítico del cuerpo humano. En ese modelo los huesos asumen el rol de las barras (miembros discontinuos), mientras que la fascia corresponde a los cables continuos; se podría incluso hablar de tensegridad canónica, en cuanto los elementos de tensión son internos. Los músculos y los tendones en esta representación podrían interpretarse como artefactos que modifican dinámicamente las tensiones locales de la fascia (pre – tensado variable) para contrarrestar un estímulo externo o para modificar el equilibrio.

Es importante subrayar que el sistema fascial es un continuo interrumpido de fibras que cubre todo el cuerpo desde el interior del cráneo hasta los pies. La densidad, la distribución y las características organolépticas del sistema difieren grandemente a lo largo del organismo, pero su continuidad es fundamental: esto permite que la fascia actué como un todo sinérgico, por ejemplo: absorbiendo y repartiendo un estímulo local en todas las partes del conjunto. En algunos casos de esfuerzos excesivos y repentinos, la fascia puede graduar instantáneamente su grado de contracción, haciendo posibles hazañas de otra forma inexplicables.

Es la sinergia estructural intrínseca al sistema fascial lo que permite al cuerpo humano ser relativamente independiente de la fuerza gravitacional, lo que sería imposible con una explicación puramente biomecánica que privilegia la función del esqueleto.

Otra característica fundamental de la fascia en su enorme capacidad de adaptación: en virtud de su elasticidad, se estira y se acorta de acuerdo a requerimientos que provienen del exterior y del interior del cuerpo, por ejemplo, en el caso de la estación prenatal, o de acuerdo a la disponibilidad de energía y de nutrientes en el entorno ambiental. Parece que el componente fascial esencial para una eficiente realización de esa tarea es el colágeno. En su estructura fibrosa destaca la propiedad de acomodarse y alinearse a los requerimientos tensionales intrínsecos e extrínsecos al cuerpo. A lo largo de las líneas de tensión el colágeno tiende a densificarse y de esta forma se vuelve más resistente al estiramiento. Este hecho tiene sus connotaciones positivas, observables, por ejemplo, en la estructura tendinosa, con el incremento de su resistencia al estiramiento., Sin embargo, las líneas tensionales creadas en sitios y direcciones ajenos a la dinámica corporal pueden cambiar los patrones del movimiento, reorientado así la dinámica corporal.

Además de su función estructural, la fascia asume y distribuye los estímulos que el cuerpo recibe, su red de sensores registra impulsos térmicos, químicos, de dolor, de presión, vibración y de movimiento., los analiza, clasifica, los envía al sistema nervioso central y re – direcciona a los órganos, las instrucciones que dicho sistema nervioso emite como acciones correctivas.

La conexión estructural y funcional (la directa y la indirecta) de varios elementos, pueden formar un sistema integrado constituido por módulos que funcionan de una manera independiente. Los sitios de unión entre los elementos actúan como receptores o semireceptores recibiendo la señal, procesándola y repartiendo la respuesta en forma de unos potenciales de acción (función), y cada uno de ellos estaría especializado para la recepción de un grupo determinado de señales específicos. De esta manera se crea una carga de información unida por el sistema con un fin específico.

Se sugiere que todas las estructuras de sostén corporal – partiendo desde la columna vertebral y las extremidades y finalizando en el cráneo – siguen en su formación y en su comportamiento mecánico los principios de la tensegridad. La continuidad y el control están a cargo del sistema nervioso central, y se ejecutan a través de la dinámica de la tensegridad fascial.

Capítulo 5

Papel de la Fascia

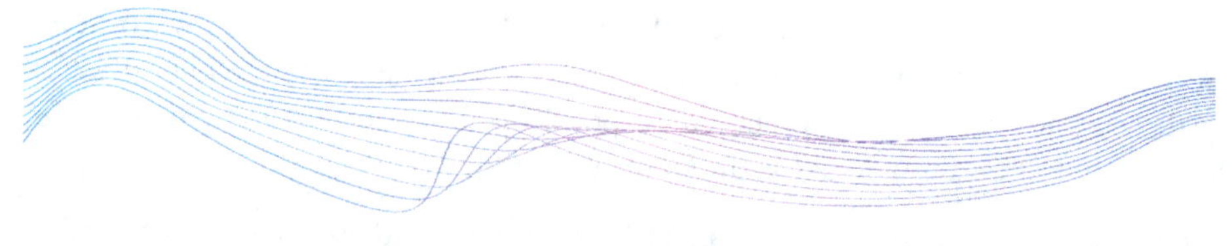

Las fascias tienen un papel múltiple en el organismo, papel que es determinado por su histofisiología. Las fascias y el tejido conectivo están presenten en todas las partes del cuerpo, el estudio anatómico e histofisiologíco nos permite decir que el tejido conectivo desempeña un papel en el mantenimiento de todas las funciones corporales. El tejido conectivo une diferentes órganos y diferentes partes del cuerpo entre sí, en una continuidad interrumpida. El estudio anatómico ha demostrado que en ningún caso existe interrupción entre diferentes tejidos, sino que todos se articulan entre sí a fin de realizar una función armoniosa y perfecta.

a) Papel de Sostén

Las fascias permiten mantener la integridad anatómica del individuo, si se pudieran suprimir todos los sistemas de una persona excepto las fascias, esta conservaría una apariencia perfectamente humana. Ocurriría lo mismo si solo se conservaría el sistema vascular o nervioso, cosa que resulta lógica puesto que la fascia es el sostén y la guía de esos dos sistemas., este hecho confirma todavía más la interdependencia de diferentes estructuras del cuerpo.

Las articulaciones pueden conservar su estabilidad y función gracias a la fascia, el sistema muscular es el motor de las articulaciones, pero a su vez es coordinado por la fascia.

b) Papel de Soporte

Las fascias son el soporte del sistema nervioso vascular y linfático. El estudio anatómico nos ha mostrado que esos diferentes sistemas están íntimamente unidos a las fascias. Al mismo tiempo están constituidos en parte por fascias a fin de mantener su forma anatómica; además, además están rodeados de una envuelta fascial, unida y guiada a su vez por fascias más densas.

El sistema nervioso y vascular son interdependientes del sistema fascial. Durante el desarrollo embriológico, el crecimiento y la migración se hacen al mismo tiempo de manera intrincada entre el sistema vasculonervioso y el sistema fascial.

Este papel de soporte se supone de manifiesto particularmente en la aponeurosis cervical profunda, indisociable del plexo cervical y de los ganglios simpáticos cervicales, que son verdaderos soportes de vasos y nervios.

c) Papel de Protección

Uno de los papeles fundamentales de la fascia es el mantenimiento de la integridad física y fisiológica del cuerpo humano. Presente en todos los niveles, como hemos visto, su papel es proteger las diferentes estructuras anatómicas contra las tensiones, el estrés y las agresiones que sufre de manera permanente el cuerpo humano. Para realizar dicho papel dará prueba de una gran adaptabilidad y de numerosas variaciones en función de los segmentos a los que sirve de salvaguarda.

En la parte periférica, se engrosará y se densificará en las zonas de máxima carga. De lo que resultara a nivel articular una cubierta fascial muy importante con una densificación máxima a nivel de los potentes estabilizadores que son los ligamentos. Cualquiera que se ala resistencia de una fascia esta nunca desembocara en la rigidez; esta solo se expresara en la patología, pero siempre se notara una elasticidad a in de responder mejor a las solicitaciones que debe sufrir la zona controlada.

Cuando las cargas de trabajo son muy importantes, constataremos un espesamiento de la fascia que puede incluso reemplazar por completo los fascículos musculares. Los ejemplos más representativos de este fenómeno son el potente tracto iliotibial y la resistente aponeurosis lumbosacra.

Bernard y col. han demostrado que el ligamento vertebral común anterior tiene una función pasiva pero que posee una rica inervación, en cuanto es estimulado es la sede de una gran actividad neurológica. A nivel del eje cerebroespinal su función es proteger al cerebro y a la medula contra las variaciones de presión demasiado bruscas y contra los choques, que serían muy dañinos para dichas estructuras. En esta región la fascia da pruebas de una adaptabilidad y un ingenio destacables. Una solo envuelta conjuntiva no bastaría para ese papel de protección, por lo tanto, se ha constituido una triple envuelta fascial, y para aumentar su eficacia, se han añadido dos sistemas tampón: el líquido cefalorraquídeo y un importante sistema venoso.

El papel de protección también se ejerce en el sistema vascular y nervioso, a los que no solo soporta, sino que, hasta cierto punto, también previene compresiones estiramientos, traumatismos etc.

Recordemos que los principales troncos arteriovenosos y nerviosos están situados en las fascias profundas y que, además   están envueltos por envolturas fasciales (conducto de Hunter) o también contenidos en las partes más estables de la fascia (raíz del mesenterio).

Cuando la fascia debe proteger órganos vitales y frágiles los rodea con una vaina resistente y además interpone una fascia de gran fluidez y plasticidad (tejido graso o areolar). Los propios órganos poseen una envuelta fascial que mantiene su estructura, está envuelta penetra el interior del órgano, donde se divide y realiza una compartimentación que aísla las distintas partes entre sí, el objetivo de esto es evitar la difusión de una infección de un segmento al otro, ejemplo de esta compartimentación son los del hígado con el pulmón.

d) Papel de Amortiguación

Debido a su elasticidad la fascia permite amortiguar las cargas que recibe el cuerpo. La estructura molecular en redecillas de proteoglicanos participa activamente en la cohesión mecánica de los tejidos. Los proteoglicanos son amortiguadores de choques que actúan como lubrificantes, y durante solicitaciones intensas y repetidas se transforman en una sustancia viscoelástica. Los proteoglicanos y el ácido hialuronico confieren una superestructura molecular reticular a la sustancia fundamental, cubren las superficies celulares, forman la sustancia intercelular, envuelven e infiltran las fibras de colágeno y de elastina, por lo que poseen un poder viscoelástico indispensable para una función celular y tisular normal.

El papel de amortiguación es reforzado por la acumulación de tejidos grasos, particularmente abundantes en ciertas regiones vulnerables: grasa perineal, grasa abdominal, pero también en regiones sometidas a fuertes presiones, en particular, en las fosas isquiorrectales.

Hablando del papel amortiguador, abriremos un paréntesis en cuanto se refiere a las meninges.

Las meninges tapizan la caja craneal y la columna vertebral con el fin de contener y proteger el eje cerebroespinal, sin embargo, las meninges sirven también para contener el líquido cefalorraquídeo, envuelta hídrica que desempeña un papel de amortiguador del cerebro al protegerlo contra las variaciones de presión que está sometido. Desempaña por otro lado el papel nutricio y de defensa. Dicho liquido es secretado por los plexos coroideos; alrededor del 20% proviene directamente del parénquima venoso, por vía transvascular a nivel de los espacios perivasculares de Virchow Robin.

Su reabsorción se hace vía venosa, por medio de las vellosidades y granulaciones aracnoideas de Pacchioni, y por vía linfática en la vaina neural hacia el conducto torácico. El volumen de dicho liquido en el adulto es de 140 ml, más o menos 35 ml se encuentran en los ventrículos, 25 ml en los espacios subaracnoideos pericerebrales y cisternas y 75 ml en los espacios subaracnoideos espinales. Su composición es similar a la del plasma y la linfa en distinta proporción. Por otro lado, transporta numerosas hormonas y otras sustancias cuyo papel todavía no ha sido aclarado.

De forma regular se descubren nuevas sustancias cerebrales que permiten afinar el papel del LCR. La ultima sustancia es una sustancia de fuerte poder soporífero descubierta por Richard Lernier.

La producción de líquido cefalorraquídeo es de 0.5 I a 1 1/24 h. de este modo se ha descrito una fluctuación de LCR según un movimiento de expansión y retracción, que constituye uno de los motores de mecanismo craneal cuya periodicidad es de 8 a 12 ciclos por minuto. A este respecto, los trabajos de Laland-Clarke tienen en cuenta las pulsiones continuas que interviene en las estructuras más finas del cerebro, caracterizadas por ondas cíclicas de 10 a 14 periodos / minuto. De hecho, parecería que ese ritmo de 8 a 12 traduciría más bien un estado patológico asociado a una simpaticotonía debida al estrés generado por la vida moderna. En efecto, el ritmo craneal de las sociedades primitivas sitúa alrededor de 2.5 periodos / minuto. Lo que nos lleva a considerar esta frecuencia como un estado de equilibrio.

Estos movimientos rítmicos del cerebro y de la fluctuación del LCR han sido el origen de una teoría según la cual el LCR circularía en las fascias y seria causa de sus movimientos rítmicos. De hecho, pareciera que no existe continuidad entre el LCR y el líquido periférico y en especial en las raíces nerviosas.

Brydevik y col. después de la inyección de H-metilglucosa por vía intravenosa, o directamente en el líquido cefalorraquídeo han encontrado la siguiente distribución de isótopos:

- Raíz nerviosa: 58% aportado por el LCR frente al 35% aportado por los vasos intramurales.
- Nervio periférico: 95% aportado por los vasos intramurales, nada por lo que respecta al LCR.

La mayor parte de la nutrición de las raíces nerviosas se realiza por el LCR, mientras que la nutrición de los nervios periféricos se realiza casi de forma exclusiva por los vasos. No existen pruebas objetivas de que haya paso del LCR a los nervios periféricos.

Los nervios craneales y espinales más allá de sus orificios óseos están recubiertos de tejido conectivo por el que circulan vasos linfáticos. Así, las meninges poseerán estrechas relaciones de vecindad con los espacios linfáticos. No habrá continuidad directa sino simple filtración, impregnación por contigüidad. Esto parece totalmente lógico puesto que, si hubiera continuidad del LCR con la periferia, esto constituirá para el cerebro un riesgo importante de difusión de infecciones o de agentes patógenos procedentes de la periferia, donde las puertas de entrada son tan numerosas. El hecho de que se haga por difusión representa un mecanismo de tampón de salvaguarda comparable al de muchas otras regiones del cuerpo.

Por lo tanto, el LCR comunica con el líquido extracelular, al igual que este se comunica con el líquido intracelular. Cualquiera que sea el nivel, la comunicación se hace por difusión o transporte activo, pero nunca de forma directa. Aunque la composición química de esos líquidos es distinta, están en contacto de forma permanente, lo que asegura la continuidad y comunicación constante en el interior del organismo.

e) Papel Hemodinámico

Los sistemas vascular y linfático son indisociables del sistema fascial, la circulación de retorno por medio de los sistemas venoso y linfático no posee una bomba aspirante tan potente como la bomba impelente que envía la sangre a todo el cuerpo a través del sistema arterial. Por otro lado, el sistema arterial tiene una estructura rígida directamente deformable, a diferencia de los vasos linfáticos y venas que son muy flácidos, es decir, pueden colapsarse fácilmente, ese es el motivo de que dichos vasos poseen válvulas, para facilitar la circulación de retorno, sin embargo, las válvulas son insuficientes para asegurar dicho papel.

Por lo tanto, las fascias suplen a la bomba central para facilitar la circulación de retorno, son verdaderas bombas periféricas que envían la sangre y la linfa hacia el corazón.

Como veremos, las fascias poseen movimientos ininterrumpidos cuya frecuencia es unos 8 a 12 periodos por minuto. Dichas contracciones realizan un movimiento de bomba impelente que permite la circulación de los líquidos.

Hay que señalar que el transporte de la linfa al interior de los vasos se hace mediante contracciones sucesivas de los segmentos valvulares, la linfa es transportada por ondas de contracción de una periodicidad de 10 a 12 por minuto, lo que equivale a la periodicidad de la fascia. Este mecanismo sutil es reforzado por contracciones musculares canalizadas por las fascias.

La anatomía nos ha mostrado que las fascias no son bandas continuas totalmente paralelas, sino que están formadas por diferentes capas de dirección oblicua, transversal o circular. Las diferentes orientaciones de las fibras fasciales nos permiten decir que el aspecto general de las fascias es de espiral. Por lo tanto, durante su contracción, la fascia tendrá tendencia a comprimir las estructuras que envaina, lo que enviará los líquidos hacia el corazón, a la manera de una "bayeta" que se escurre.

Pero si la fascia es el motor de la circulación de retorno, también puede ser el elemento perturbador, imaginemos una fascia en estado de tensión anormal, resulta fácil comprender que el sistema vascular asociado a ella estará en estado de compresión permanente y, en ese caso, desempeñará un papel de obstrucción y favorecerá la estasis.

Los vasos linfáticos y las venas penetran las fascias a nivel de estructuras anulares para permitir la libertad del vaso en este anillo, pero si este está sometido a tensiones demasiado importantes, puede transformarse en un verdadero torniquete.

f) Papel de Defensa

La finalidad del tejido conectivo es el restablecimiento de las funciones de defensa normales, el papel de defensa del tejido conectivo es sin duda una fase capital del mecanismo de las fascias. La lucha contra los agentes patógenos e infecciones comienza en la sustancia fundamental, gracias a un mecanismo intrínseco local antes de la intervención del sistema general. De este combate local depende la difusión del agente patógeno y, por lo tanto, la salud del sujeto.

Los procesos de defensa se caracterizan por cuatro fases celulares:

1- Al comienzo una muralla histocitaría se organiza alrededor del lugar de invasión nociva.
2- La fase microfágica sigue de inmediato (reacción local en la que el organismo reacciona de forma pasiva).
3- Fase macrofágica acompañada de la cooperación activa del conjunto del cuerpo.
4- Estadio linfocitario (con eliminación de la infección y paso a la cronicidad).

El estadio macrofágico es desencadenado por el factor monocitario, su ausencia reduce la intensidad del estadio macrofágico hasta hacerlo inoperante.

Las primeras reacciones de defensa locales se inician por medio de una serie de hormonas tisulares (prostaglandinas, leucotrienos, interferón, etc.).

La aparición de las fases histocitaría y microfágica no depende únicamente de la únicamente de la bioquímica, sino también de modificaciones biofísicas como la modificación brusca del PH hacia la acidosis en el lugar de la agresión, responsable de las alteraciones de la membrana de las células.

Por el contrario, la modificación brutal de la situación biofísica en el lugar de la agresión genera una reacción de urgencia inmediata que desencadena la primera reacción de defensa a fin de limitar la extensión de la agresión.

El desarrollo se realiza en dos fases:

1- Supresión de las uniones de las grandes células reticuladas con el sistema de base. Su liberación en forma de histiocitos mononucleares facilita el establecimiento de una muralla alrededor del lugar de invasión.
2- Alteración de la permeabilidad de las paredes capilares que permite la instalación del estadio microfágico.

Esos fenómenos de defensa se acompañan del paso de suero a los tejidos y de la aparición del edema, el edema no es nocivo para el proceso de defensa, participa en la dilución del agente nocivo y las inmunoglobinas séricas procedentes de infecciones anteriores pueden intervenir localmente.

El mecanismo de defensa comienza en la sustancia fundamental, esta se comunica con las glándulas endocrinas por medio de los capilares y con el sistema nervioso central por medio de los extremos terminales libres de fibras nerviosas y vegetativas. Las dos organizaciones se encuentran en el tronco cerebral, por lo tanto, la sustancia fundamental puede interferir en los centros reguladores superiores gracias a los productos liberados (interleucinas, prostaglandinas, interferón, proteasa, etc.) de manera que entre los capilares las fibras nerviosas vegetativas y las células conjuntivas móviles de la sustancia fundamental (macrófagos, leucocitos, monocitos) se establece una relación recíproca.

Desde el punto de vista filogenético, la sustancia fundamental es más antigua que el sistema nervioso y humoral. En consecuencia, su formación y degradación se rigen por una organización celular primitiva compensatoria, la asociación fibrocito-macrófago. Si son requeridos, los fibrocitos son capaces de reaccionar en pocos segundos, por una síntesis de proteoglicanos y glucoproteínas estructurales, cuantitativa y cualitativamente adaptados, que serían fagocitados por los macrófagos. Durante el proceso de alteración, el fibrocito secreta una sustancia fundamenta estructurada pero no fisiológica. Influenciados por esta, todos los elementos celulares pueden ser origen de enfermedades crónicas y de tumores (Hine).

Existen otras sustancias que intervienen en el papel de defensa de la sustancia fundamental, los proteoglicanos y los glucosaminoglicanos son el primer sistema de defensa primitivo. Forman un sistema viscoelástico que absorbe los choques y consume energía.

Selye considera el tejido conectivo regulador del síndrome del estrés. El síndrome del estrés conduce al envejecimiento precoz debido a la perdida de la adaptabilidad y energía de adaptación. El papel de defensa del tejido conectivo lo ilustran las funciones del peritoneo y el epiplón mayor. Las funciones principales del peritoneo son reducir los frotamientos, almacenar las grasas (por el epiplón mayor) y resistir a las infecciones. El epiplón mayor tiene tendencia a dirigirse hacia el lugar de la infección (el mecanismo se desconoce) a unirse al foco y aumentar la vascularización local, de este modo ayuda a prevenir la difusión de la infección.

Según nuestros conocimientos actuales, parece que las intervenciones del sistema inmunitario son posteriores a las de la sustancia fundamental, que, por lo tanto, sería la primera barrera de defensa.

g) Papel de Comunicación y de Intercambios

El tejido conectivo y por su intermedio la sustancia fundamental tiene un contacto de contigüidad con los elementos celulares del cuerpo humano. Los sistemas vascular, nervioso y linfático se interrumpen en la sustancia fundamental, y no se prolongan más allá de la célula.

Estos distintos sistemas llevan a la sustancia fundamental los elementos nutritivos y las informaciones periféricas y vuelve a partir con los productos de desecho del metabolismo y las informaciones procedentes de las células. Esas células se bañan en liquido extracelular y a través de este se instaura un diálogo con la sustancia fundamental, que tiene por objeto, como hemos visto, establecer una barrera de defensa a fin de evitar que la célula sea atacada.

En el momento en que la sustancia fundamental es desbordada por un agente patógeno, la propia célula puede verse afectada y entonces entramos en un proceso degenerativo y mórbido. Además del papel de defensa, la sustancia fundamental esta comunicada de forma permanente con la célula, le suministra todos los elementos funcionales que necesita y transporta en sentido inverso los productos del metabolismo celular, así como los diferentes mensajes emitidos por la célula.

El tejido conectivo se considera un complejo unitario que envuelve las células parenquimales específicas y permite su supervivencia y regulación.

En 1767, Borden se había dado cuenta que el tejido conectivo no era solo un elemento de relleno y de sostén, sino también de regulación y nutrición de los órganos y que a la vez era un mediador de las actividades vasculares y nerviosas. El tejido conectivo es un medio de unión entre el parénquima y las formaciones vasculonerviosas, esos intercambios con la célula se hacen por:

- Difusión
- Mecanismo Osmótico
- Proceso Activo de Mesotelio

La película glucídica de la célula o glicocálix representa el intermediario funcional entre el interior y el espacio celular. Corresponde a la fuente receptora de la célula, por medio de glucosaminoglicanos y proteoglicanos, pone en contacto el medio intracelular con la sustancia fundamental. Las perturbaciones de este pueden alterar los glúcidos de glicocálix o modificar el comportamiento de la célula.

Existen proteínas de unión, fibronectina, laminina y condronectina, intermediarias entre la superficie celular y la sustancia fundamental. La fibronectina participa en el crecimiento, la movilidad y la diferenciación celular; interviene en la fijación de las células a la sustancia fundamental, impidiendo así la superposición.

La heparina contenida en las vesículas situadas en los mastocitos y granulocitos basófilos, y cuya liberación se realiza en función de las necesidades, participa en todos los fenómenos de regulación de la sustancia fundamental:

- Regula la lipolisis y la lipoproteína circulante
- Estimula la agregación de las células linfáticas
- Activa las proteín-cinasas de las células musculares
- Provoca la síntesis de la sustancia fundamental (interviene en la síntesis del colágeno y en la polimerización de las fibrillas colagénicas.

Las membranas basales corresponden a un cierto tipo de sustancia fundamental, son indispensables para el crecimiento regular del epitelio, recubren así mismo las células de Schwann, los axones terminales, las células musculares estriadas y lisas, y las células miocárdicas.

Las membranas basales impiden la propagación de la inflamación del tejido conectivo hacia el epitelio gracias a su elevado contenido de vitamina C, que parece captar los radicales iónicos relacionados con el proceso inflamatorio.

La alimentación del parénquima es el resultado de una corriente secretora a través de los canalículos de la membrana capilar hacia la membrana celular: ahí, el líquido cargado de productos del metabolismo celular llega a vasos linfáticos, muy abundantes en el tejido conectivo.

h) Papel Bioquímico
Tras los trabajos de investigación de Philippe Bourdinaud, acerca de la acción bioquímica de la mano del osteópata sobre el tejido conectivo humano.

Sabemos hoy en día que las fibras de colágeno, elastina y reticulina (también conocidos como biopolímeros), contenidas en la matriz fascial, son capaces de retraerse debido a una presión mayor a la presión fisiológica, para que su composición biomolecular ha sido concebida y de recuperar su longitud inicial si la presión del medio intersticial vuelve a ser fisiológica.

El proceso de retracción se produce cuando debido a una hiperpresión de las moléculas de agua de la matriz fascial, se agrupan en forma de depósitos de agua alrededor de los polos hidrófobos de las fibras., entonces es posible la transición inversa, es decir, la recuperación de la longitud inicial siempre y cuando la hiperpresión en la matriz fascial cese o vuelva hacer fisiológica, gracias a la creación de enlaces de hidrógeno entre las moléculas de agua de la matriz fascial y los polos hidrófilos de las fibras.

Esta respuesta se produce en grados de energía infinitesimal, del orden de varias micras, nanómetros, e incluso angstroms, y es prorrogable cada vez que cualquier tipo de energía influya en el medio. Es importante precisar que todos los tipos de energía poseen la capacidad de implicar este fenómeno de transición inversa de los biopolímeros, como las energías fotónica, calorífica, química, eléctrica y electromagnética. Sin embargo, hay que señalar que la energía que la energía mecánica es cinco veces superior a los otros tipos de energía.

Por lo tanto, las proteínas son capaces de producir un trabajo a partir de un estímulo energético, como la energía mecánica, se trata del mecanismo universal más eficaz, que consiste en el repliegue o alargamiento de dichos biopolímeros, este mecanismo universal se halla en la mayoría de las transformaciones bioenergéticas.

Ello significa que estructuras anatómicas como las membranas de tensiones reciprocas craneales, la duramadre medular, los ligamentos, las capsulas articulares, los tendones, las aponeurosis, los cartílagos, en definitiva, todos los tejidos conectivos del cuerpo humano son capaces, hasta grados infinitesimales (en orden de la micra, el nanómetro, e incluso angstroms) de retraerse debido a una hiperpresión y volver a recuperar la longitud inicial si la presión del medio vuelve hacer fisiológica.

Esos descubrimientos científicos traducen la teoría osteopática de cuando nuestros maestros afirmaban la acción de la osteopatía en el metabolismo celular.

Capítulo 6
Mecánica Local de la Fascia

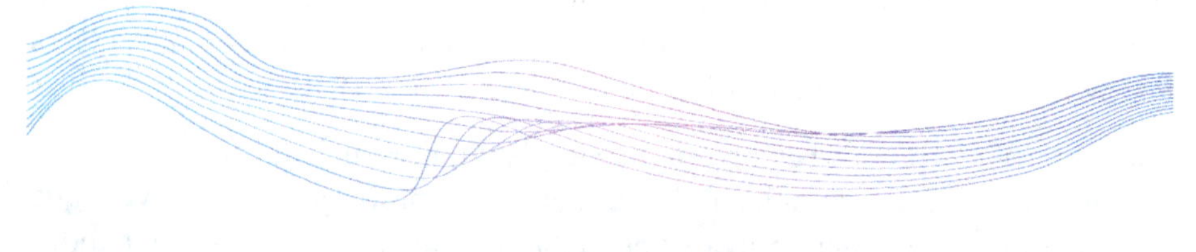

MECÁNICA LOCAL

La mecánica fascial desempeña una gran importancia en el funcionamiento del cuerpo, así como en el mantenimiento de su integridad.

La mecánica local de las fascias se manifiesta en forma multifactorial y combina los papeles de suspensión y protección, contención, separación, absorción de choques y amortiguación de las presiones.

a) Mecánica de Suspensión

La mecánica de suspensión de la fascia adquiere todo su significado en las fascias internas, sea en forma de mesos de los ligamentos o de fascias propiamente dichas, la fascia garantiza la cohesión interna al mantener, por medio de sus uniones estructurales, cada órgano en su lugar. Dicha suspensión se hace de manera firme, pero en la mayoría de los casos, no es fija, en efecto, cada órgano, debido al juego de la elasticidad de sus uniones, mantiene siempre cierta movilidad. Movilidad necesaria para adaptarse a las diferentes cargas que podrían intervenir, pero también movilidad que forma parte del contexto general de movilidad del cuerpo humano, para que la función y la fisiología puedan expresarse plenamente.

La mecánica de suspensión no se ejerce únicamente en la zona de las cavidades, sino también en la periferia del cuerpo humano. Por medio de las aponeurosis de los ligamentos, es el soporte de cada uno de los músculos, articulaciones y sistema vasculonervioso.

Al envolver vasos, nervios, músculos, articulaciones y al constituir sus puntos de unión, este sistema periférico esta a su vez anclado en puntos fijos, representados por la estructura ósea, que le permiten mantener la integridad anatómica de las estructuras que él mismo soporta.

De la integridad de la estructura ósea depende su estado funcional y por extensión la buena fisiología del cuerpo. Pero por sí mismo un hueso no tiene ninguna posibilidad de acción; su función, integridad y relación de hueso a hueso dependen únicamente de los medios de unión que lo vinculan a las estructuras óseas vecinas. Por lo tanto, parece que, si la estructura forma la armazón, el punto de anclaje, ella depende íntimamente de los tejidos blandos para el mantenimiento de su cohesión y función, creando de este modo una interrelación indisociable entre estructura y tejidos blandos., como consecuencia entre estructura y función, y función y estructura.

La función de suspensión de las fascias varia depende la zona considerada, la fascia posee una facultad de estiramiento diferente en función de su localización. Por ejemplo, la capacidad de estiramiento de un tendón equivale a 1/10 de la de la piel, esto se debe a que el tendón está formado por fibrillas de tipo I dispuestas de forma paralela, mientras que en la piel los fascículos están representados todos los tipos, orientados en todas las direcciones. El grosor de las fibras de colágeno es específico del órgano y evoluciona con la edad, la elasticidad de la fascia decrece a lo largo de la vida, es la sede de espesamientos, acortamientos y calcificaciones que dependen de las cargas sufridas.

Por otra parte, esta función de suspensión da prueba de una adaptabilidad destacable según las circunstancias. Así, durante la gravidez, el útero sufre una distensión muy importante, con el alargamiento de sus ligamentos sin que ello se traduzca en dolor. No solo el útero se distiende, sino que al ascender por la cavidad abdominal implica la distensión de las fascias de la pared abdominal, cosa que tampoco provoca una molestia dolorosa, mientras que en otras circunstancias de tensión y estrés reacciona mediante espesamiento e incluso calcificación, nada de esto ocurre en este caso.

Después del parto vuelve de manera progresiva a la normalidad, se retrae para recuperar la elasticidad y la tonicidad anterior. Puesto que se trata de un fenómeno programado podemos pensar que la fascia posee en su "memoria" dicho mecanismo.

Tomemos el, ejemplo de la obesidad, situación que puede considerarse patológica, en ciertos sujetos, el aumento del peso es enorme, la acumulación de tejido graso se produce a todos los niveles e implica un aumento de volumen, que puede ser considerado distensión automática de las fascias para contener ese excedente. Ahora bien, en la gran mayoría de casos de adelgazamiento, sobre todo si es progresivo, las fascias recuperan su tonicidad y elasticidad normales.

Otro ejemplo: el riñón, contenido en un saco aponeurótico sostenido por ligamentos, y por la arteria renal, está sujeto a volverse flotante tras la laxitud del sistema suspensor, la propia arteria renal esta a su vez estirada. Si mediante manipulación osteopática, conseguimos que el riñón vuelva a su posición natural, constatamos que al cabo de cierto tiempo se ha estabilizado la cavidad y que las estructuras de sostén han recuperado su tonicidad.

La fascia posee una destacable maleabilidad que la hace adaptarse de forma permanente a las cargas que debe sufrir, pero también es capaz de recuperar su estado anterior, puesto que esta "programada" para facilitar la fisiología del cuerpo.

b) Mecánica de Protección

Las fascias poseen también un mecanismo de protección para garantizar la integridad física y fisiológica del cuerpo humano.

Dicho mecanismo se expresará en varios vectores, gracias a su solidez, pero también a su contractilidad y elasticidad.

b1) Mantenimiento de la Integridad Anatómica

Debido a su resistencia, la fascia permite mantener la integridad anatómica de las diferentes partes del cuerpo. Es la que permite a los órganos conservar una forma constante, esto no se hace en una rigidez absoluta, sino, por el contrario, gracias a una adaptabilidad que varía según las regiones implicadas, así, las fascias que envuelven los riñones, el hígado o las que mantienen la estructura de las arterias, aunque poseen cierta elasticidad, tienen un tono mucho mayor que las de los intestinos, es estómago, las venas o los uréteres, que están sometidas a variaciones de formas y de presión dependientes de su grado de llenado.

Por lo tanto, deben ajustar sus tensiones mediante una mayor tolerancia debido a particularidades de construcción que requieren una mayor presencia de reticulina, fibras elásticas y de sustancia fundamental menos densa.

También gracias al mantenimiento de integridad los músculos pueden mantener su forma anatómica, en este caso nos hallamos ante fascias más densas y resistentes, su deformación es menor, lo que permite al musculo apoyarse sobre ellas.

b2) Protección contra las variaciones de presión

La fascia es la primera barrera protectora contra las variaciones importantes de tensión del cuerpo y permite absorber los choques a fin de preservar la integridad de las estructuras que envuelve y sostiene. Es un verdadero amortiguador de por medio de su contractilidad y elasticidad, permite atenuar las tensiones que se ejercen contra el cuerpo, asumir y repartir la energía transmitida por un choque violento con el fin de evitar cualquier lesión del órgano que protege.

La mecánica de protección adhiere todo su significado en las meninges, cuyo objetivo es preservar el eje cerebroespinal contra los choques y las variaciones de presión que podrían ser perjudiciales para el tejido nervioso.

Recordemos que la contractilidad y elasticidad son dos factores importantes de la mecánica fascial, la elasticidad fascial disminuye a lo largo de la vida y contribuye de forma importante al envejecimiento. Un ejemplo, es las modificaciones progresivas de la piel a medida que envejecemos, cuando se pellizca la piel queda un pliegue cutáneo se modifica con el tiempo, tiempo que aumenta a medida que pasan los años, este pliegue se debilita gracias a las uniones transversales, es decir, a la elasticidad del tejido conectivo.

La dinámica mecánica de un tejido estará condicionada por la concentración local de proteoglicanos y de ácido hialuronico, la síntesis y metabolismo de los proteoglicanos pueden ser modificadas por factores endógenos (herencia, errores genéticos etc.) y exógenos (malnutrición, infecciones, traumatismos, etc.)

Esto conduce a una densificación de la sustancia fundamenta con reforzamiento de las fibras de colágeno, si las cargas que se ejercen sobre el tejido conectivo persisten, este transformara completamente su estructura, en especial en los puntos de inserción, para evolucionar hacia la calcificación.

Esto explica que en tensiones importantes veamos uniones ligamentarias o fasciales calcificarse de forma progresiva, este fenómeno es particularmente en el calcáneo, codo, hombro o columna vertebral.

El tejido conectivo ha desarrollado un sistema de defensa cuando se encuentra bajo inflamación, irritación y cargas repetitivas., este sistema consiste en transformarse en tejido óseo, este sistema puede ser reversible, sin embargo, es un caso notable de adaptación del tejido.

c) Mecánica de Contención

No hay una sola parte del cuerpo que no esté envuelta por fascia, el cuerpo humano está formado por grandes cubiertas que encierran regiones más o menos extensas, en cuyo interior la fascia se duplica para contener estructuras cada vez más finas y sin ninguna discontinuidad.

Por ejemplo, el muslo, tenemos una gran vaina cilíndrica que envuelve todos los músculos de esta región, ese gran cilindro se compartimenta mediante los tabiques intermusculares para separar los grupos musculares de funciones diferentes. En el interior de esas compartimentaciones tenemos varios músculos, envueltos a su vez por una vaina fascial, en el propio musculo otra compartimentación aponeurótica rodea los diferentes fascículos musculares, que a su vez serán nuevamente compartimentados por membranas que rodean las miofibrillas.

La cavidad abdominal está cerrada por un vasto saco membranoso que contiene todas las vísceras, de este modo las aísla de las estructuras de alrededor y mantiene cierta coherencia, así como presiones constantes. Por lo tanto, la fascia garantiza la estructura anatómica de los tejidos blandos y al mismo tiempo es el constituyente, el soporte y armazón.

Cualquier debilidad de la fascia podría evolucionar hacia la rotura con alteración de la función fisiológica., sin la fascia los diferentes órganos no podrían cumplir su función, los órganos huecos serian sede de grandes distensiones, su fisiología seria grandemente perturbada debido a que los puntos de anclaje de los epitelios se hallan en las membranas basales, a su vez origen de su regeneración.

Una arteria carente de fascia seria flácida, fácilmente compresible y perturbaría enormemente el flujo sanguíneo. Los órganos llenos sin su armazón fascial serían incapaces de mantener su forma y resultarían totalmente inoperantes.

En cuanto a los músculos, serían incapaces de desarrollar la potencia asociada a la contracción, para que la contracción del músculo sea eficaz esta necesita puntos de apoyo, para ello posee anclajes óseos, sin embargo, estos serían insuficientes (más si la contracción necesita el desplazamiento de un segmento) si el musculo no se apoyara en la fascia. La fascia constituye un punto de fijación para el músculo, pero también un punto de apoyo a partir del cual podrá manifestar toda su potencia.

La mecánica de contención también actúa como protector de órganos y músculos contra choques y variaciones de presión, absorbe gran parte de energía, de lo contrario aparecerían rápidamente desgarros y estallidos, dicha contención también se manifiesta para canalizar las fuerzas, la fascia asiste el control de movimiento, tanto en su realización y en su coordinación.

d) Mecánica de Separación

Aunque todas las estructuras anatómicas están unidas por la fascia, esta es también un medio de unión, esta es también un medio de separarlas con el fin de que mantengan toda su coherencia.

d1) Clivaje

Para evitar la rigidez y mantener el máximo de movilidad, lo que constituye la función fundamental de cada ínfima parte del cuerpo, así como una cierta independencia de un órgano o de una estructura respecto de la adyacente, cada parte, al mismo tiempo que mantiene relación con su vecina está separada de esta por planos de clivaje. Esos planos de clivaje están formados por tejido conectivo laxo, que penetra entre los órganos para llenar los espacios, pero también para unir las estructuras.

El plano de clivaje mantiene tres puntos de interés:

1) Favorecen el deslizamiento de los órganos, músculos o fascículos musculares entre sí, lo que permite adaptarse a las variaciones de forma, de tensión o de movimiento.

2) Representan puntos de paso que facilitan una palpación profunda.

Cuando durante nuestras evaluaciones o tratamientos queremos dirigirnos a zonas profundas, hemos de atravesar una barrera muscular. Si intentamos penetrar pasando a través de un plano muscular, muy pronto nos veremos frenados por la tensión del músculo, además, interpondremos entre nuestra mano y la zona a palpar una estructura espesa y densa que disminuirá, incluso impedirá, la facultad de palpación.

Los planos de clivaje están ahí precisamente para facilitarnos el paso, por lo que, si se quiere palpar un piramidal o un ligamento sacroiliaco, habrá que servirse del plano de clivaje existente entre el glúteo medio y el mayor.

Si se quiere palpar un nervio ciático en la cara posterior del muslo, la única vía de paso es el plano de clivaje formado por los grupos interno y externo de los isquiotibiales.

Así mismo, para palpar el riñón el único punto de paso eficaz será el punto de articulación entre el borde externo de los rectos del abdomen y los oblicuos. Si se quiere palpar un ligamento común vertebral anterior, el único paso posible es la línea blanca, y sim existe un punto de clivaje sujeto a variaciones, sin duda es esté.

En el embarazo, en gran parte gracias a la separación de la línea blanca, el abdomen puede dilatarse, pero por desgracia en una mala adhesión posparto, es cuan do se produce una dehiscencia de la línea blanca a través de la cual pueden notarse las asas intestinales.

3) En el proceso quirúrgico que se dirigen a la cavidad abdominal, permiten al cirujano hacer incisiones mínimas y separar con facilidad los distintos órganos entre sí.

d2) Compartimentación

La división de la fascia permite la constitución de divisiones más o menos estancas para mantener diferencias de presión entre distintos compartimientos, pero también para prevenir la difusión de infecciones o de inflamación de un compartimiento a otro.

Esta compartimentación protege a los órganos frente a la expansión de focos purulentos, pero, como hemos visto, también forma segmentaciones en el interior de un mismo órgano, las más representativas son las de los lóbulos del hígado o del pulmón. Esta compartimentación suplementaria tiene por objeto proteger un órgano vital, preservando su función durante la afección de una de sus partes., esto explica que el hígado pueda realizar su fisiología mientras persista un 30% de tejido funcional.

e) Absorción de Choques

Cuando el cuerpo sufre un traumatismo violento es víctima de una onda de choque que introduce en aquel una gran cantidad d energía, si su intensidad es demasiado grande, se producirán destrucciones importantes en estructuras u órganos.

La mecánica de absorción de choques, es amortiguar la onda de choque y dispersarla en diferentes direcciones a fin de atenuar su intensidad y preservar la integridad física del cuerpo humano. Si la intensidad supera un determinado umbral, el tejido conectivo no podrá desempeñar la mecánica y por consecuencia habrá lesiones con consecuencias fatales.

La orientación de las fibras fasciales y el papel de tampón del tejido conectivo tienden a dispersar esta energía en diferentes direcciones a fin de atenuar su intensidad y absorción de la onda de choque.

En algunos casos, la energía no podrá amortiguarse ni dispersarse, ya sea porque el choque haya sido muy violento o porque se dio en una zona ya con tensión anormal. Asistimos entonces a lo que Elmer Green a denominado quiste de energía, es decir, al aprisionamiento del seno del tejido conectivo de una importante cantidad de energía que, a mayor o menor plazo, tendrá un efecto perjudicial. Este quiste de energía se manifiesta como una obstrucción a la conducción eficaz de la electricidad a través de los tejidos del cuerpo donde tiene su sede. Actúa como agente irritante y contribuye al desarrollo de un segmento facilitado como foco de irritación local. Implica un aumento de la entropía y es menos funcional que los tejidos circundantes.

Puede ser el resultado de un trauma, pero también de una invasión patógena, de una disfunción fisiológica o de un problema emocional.

Resulta curioso pensar que un tejido blando pueda acumular una cantidad de energía que permanece aprisionada en su seno, hemos visto que el papel de la sustancia fundamental era entre otros el de amortiguación y que, para cumplir su tarea, activaba numerosos mecanismos a fin de restablecer la normalidad.

En algunos casos sucede que este mecanismo de amortiguación se halla desbordado y no puede hacer frente del todo al estrés que se le impone, en tal casa guardara en la memoria tal estrés de forma autónoma e independiente de las vías superiores., sin duda, estás intervendrán para aumentar las posibilidades de evacuación de energía y para atenuar las consecuencias, pero no podrán borrar el estrés sufrido.

Esto ha sido puesto de manifiesto por el experimento de Frankstein:

Después de haber inyectado esencia de trementina en la pata de un gato, bajo la intensidad de choque, este puso de inmediato la pata en posición de triple retirada, al cabo de un tiempo el gato recupero el uso normal de la pata. Algunos meses después se procedió a la descerebración del gato, de inmediato, la pata traumatizada adopto una posición de triple retirada.

La interrupción de los procesos reguladores superiores hizo reaparecer el traumatismo inicial, por lo que se habla de memoria celular o memoria periférica, aunque sería mejor hablar de memoria del tejido conectivo, más precisamente de memoria de la sustancia fundamental.

Cuando se sobrepasa el poder tampón de tejido conectivo, cuando cualquier traumatismo o agresión sobrepasa una cierta intensidad, asistimos al establecimiento de un estrés local que, la mayoría de las veces, evolucionará de forma muda, en algunos casos durante años, pero posteriormente en la mayoría de casos tenderá hacia un estado patológico. Esto se realiza a partir de un mecanismo local autónomo, pero por medio del sistema nervioso puede alcanzar con mucha rapidez una zona mucho más extensa mediante el mecanismo de facilitación de un segmento medular.

A su nivel, la resistencia a la conducción de un impulso eléctrico ha sido reducida, el segmento se irrita con facilidad y se aplica un estímulo suplementario muy débil la respuesta será importante, desproporcionada con respecto a la intensidad de la estimulación.

Ese segmento facilitado conduce a modificaciones del tono muscular con disminución de la movilidad del segmento implicado, así como un cambio palpable de la textura tisular.

Recordemos que este cambio también puede ser inducido directamente sin pasar por el arco medular, debido a modificaciones del seno de la sustancia fundamental, que a su vez repercutirán en la superficie por medio de cilindros de Hine.

La estimulación simpática implica a su vez un cambio de textura de la piel y un cambio de la actividad de las glándulas sudoríparas, finalmente su acción se extenderá a distancia, a los órganos dependientes de la zona metamérica, que entraran en disfunción sin intervención externa., lamentablemente un segmento facilitado tiende a autoperpetuarse.

f) Amortiguación de Presiones

El cuerpo sufre de manera permanente tensiones, tirones, choques, estrés de todo tipo, sino existiera una muralla defensiva para amortiguar esos distintos traumatismos, la probabilidad de que el ser humano fuera viable sería muy baja, este papel amortiguador lo realiza en gran parte la fascia a través de su estructura bioquímica, sus componentes elásticos, por el tejido graso y gracias a su construcción anatómica.

f.1) Componentes Elásticos

La fascia no es una estructura completamente rígida, cualquiera que sea su localización presenta siempre una elasticidad que permite atenuar la intensidad de las presiones y retroceder al máximo su umbral de rotura. Cuando se realiza un esfuerzo violento, la resistencia muscular es soportada y reforzada por las características elásticas del tejido conectivo, sin estas el músculo alcanzaría muy rápido su umbral de tolerancia y si consecuencia seria la rotura. Si esto no ocurre con más frecuencia se debe a las propiedades viscoelásticas y contráctiles de la fascia.

Yhaia y col., han estudiado el estiramiento en muestras de fascias, han constatado que en cuando más se estira una fascia, más aumenta su rigidez, y que para tener la misma deformación en un tiempo más corto se necesita una carga más importante. Además, si es sometida a una carga constante la deformación disminuye de forma progresiva.

f.2) Estructura Bioquímica

En los capítulos anteriores hemos visto el papel tampón del tejido conectivo atribuido a la sustancia fundamental, dependiente a su vez de la concentración de proteoglicanos. Recordemos que los proteoglicanos modifican las características viscoelásticas de los tejidos y de este modo permiten su adaptación a los factores de presión.

La proporción de la sustancia y las fibras depende de las fuerzas que actúan sobre los tejidos. Así, sobre un ligamento donde las fuerzas siguen una dirección con importantes cargas, la sustancia fundamental es escasa, mientras que las fibras son muy abundantes y están alineadas en fascículos paralelos.

Como consecuencia de cualquier tipo de carga, la fascia realiza su mecánica de amortiguación para atenuar y absorber una parte de las fuerzas, si la carga persiste en un segundo tiempo modificara su estructura. De este modo cuando se aplica una tensión a cualquier nivel, las fibras de colágeno aumentan y se orientan a lo largo de las líneas de esfuerzo, pudiendo dar lugar a una fibrosis.

Hurchler y col., en estudios realizados en fascias patológicas en el cuadro del síndrome crónico del compartimiento del tibial anterior, no han constatado diferencias cuantitativas en el colágeno, por el contrario, han encontrado un aumento del grosor y de la rigidez estructural.

En la fascia patológica la red de malla de las fibras es menor, en algunos casos es más gruesa, en otros casos es más gruesa y con adherencias musculares, y en otros casos es normal desde el punto de vista histológico. Lo que nos indicaría a pensar que cada sujeto reaccionaría de manera distinta a una misma patología. Por lo tanto, cuando nos ocupemos de una persona debemos integrar su patología en un contexto más general.

El tejido conectivo forma membranas a través de las cuales se realizan procesos osmóticos de nutrición y eliminación, presiones anormales repercutirán en los intercambios osmóticos de los líquidos

El equilibrio que existe entre el flujo sanguíneo el líquido tisular debe mantenerse para que el equilibrio fisiológico del cuerpo pueda expresarse plenamente. Toda tensión de membrana puede modificar la hemodinámica del cuerpo, el drenaje tisular se verá afectado con acumulación de metabolitos y disfunción progresiva local.

f.3) Tejido Graso
Además del papel de reserva de grasas y de aislante térmico, el tejido graso actúa también como mecánica de amortiguación de presiones y la importancia de esta es de acuerdo a la región considerada.

A nivel cutáneo, atenúa la intensidad de los choques y constituye un cojín amortiguador cuya eficacia depende de su grosor, un choque en el brazo donde existe panículo adiposo, es mucho menos doloroso que en la tibia, donde apenas existe tejido graso.

En el abdomen, además de llenar el espacio comprendido entre los diferentes órganos, atenúa de forma significativa las importantes presiones que se ejercen en el interior de la cavidad abdominal y de este modo, protege los diferentes órganos a fin de que su fisiología pueda desarrollarse de forma normal.

En el riñón, la grasas perirrenal es muy abundante, además de permitir la fijación del riñón forma alrededor de este un cojín adiposo de protección contra los traumatismos que, si fueran demasiado violentos podrían producir la rotura del riñón.

En el periné existe una importante colección grasa, debido a su papel y constitución anatómica, el periné merece un estudio particular que ilustre perfectamente las características de las fascias.

El periné

Recordemos de forma breve que el periné consta de tres capas fasciales, la aponeurosis perineal superficial, la aponeurosis perineal media y la aponeurosis perineal profunda, que representa la hamaca que cierra toda la cavidad abdominal, esas diferentes envueltas fasciales rodean diferentes músculos que las refuerzan.

Esta construcción seria perfecta sino presentara dehiscencias en el sentido anteroposterior por las que penetran los órganos de la pelvis., recto y vejiga en el hombre, recto, vejiga y vagina en la mujer, lo en esta última constituye una importante hendidura en la que se sitúan el útero y el cuello de la vejiga.

La parte central del periné está ocupada en sentido anteroposterior por los órganos de la pelvis, que tiene forma cóncava y sobre los que se adhiere y descansa el peritoneo. Lateralmente se hallan dos estructuras longitudinales: las fosas isquiorrectales llenas de grasa. El periné representa la parte más declive de la cavidad toracoabdominal, sobre él se apoya una columna "liquida" que comprende no solo los órganos perineales, sino también los órganos abdominales y torácicos. Esto podría representar un peso considerable, más porque el periné no está herméticamente cerrado, si ese peso se repartiera únicamente de forma vertical, los órganos perineales tenderían rápidamente a una caída.

Para evitar esas contrariedades a fin de sostener la columna visceral subyacente, asegurar una perfecta fisiología esfinteriana y absorber las presiones que se ejercen sobre él, el periné posee varios mecanismos de protección:

- Elasticidad y solidez
- Arquitectura anatómica
- Presencia de cojín adiposo
- Amortiguadores complementarios
- Sinergia de movimiento

Elasticidad y solidez

Para soportar órganos perineales, las fascias pelvianas deben unir dos características esenciales y aparentemente contradictorias, elasticidad y solidez.

- Solidez para soportar las enormes presiones que poden ejercerse, en especial durante la tos y los esfuerzos violentos.
- Elasticidad para amortiguar de manera permanente las presiones, así como para favorecer el juego de los esfínteres.

La pérdida de uno de estos dos factores o de ambos, desemboca en la interrupción del funcionamiento fisiológico de los órganos perineales con posibilidad de disfunción vesical o uterina, y a mayor o menor plazo, prolapso de esos órganos.

Arquitectura Anatómica

Hemos dicho que los órganos perineales tienen forma cóncava en el sentido anteroposterior y sagital, esto permite que las presiones procedentes de la parte superior se repartan en todos los sentidos y no solo en una dirección vertical.

Kamina., señala que la estática interna es mejor cuando la orientación fisiológica del aparato genital se conserva o acentúa y cuando los elementos de sostén son sólidos.

Durante el esfuerzo la presión intraabdominal, habida cuenta de la dirección general de la pelvis, está orientada esencialmente hacia atrás, hacia la región anococcígea, existe translación posterior de las vísceras y en particular del útero, cuyo cuello se apoya sobre el periné posterior.

Por otro lado, los fascículos uterinos del elevador del ano se contraen para oponerse a las cargas de presión. Elevan el centro tendinoso del periné que aplica la pared vaginal posterior contra la anterior y forma un ángulo vaginal de seno posterior "el ángulo vaginal".

En la arquitectura anatómica hay que tener en cuenta la inclinación de la pelvis, la lordosis lumbar y la tonicidad abdominal. El aumento de la lordosis lumbar y el aumento de la tonicidad abdominal favorecen la anteversión de la pelvis., entonces, la resultante de las fuerzas que se ejercen sobre el periné tiende a localizarse en la hendidura vulvar, ejerciendo una presión mucho más fuerte sobre la vejiga y el útero, un periné debilitado conducirá a un descenso del cuello vesical o uterino.

Presencia de un cojín adiposo

El tejido graso presente en las fosas isquiorrectales no solo sirve para llenar el espacio lacunar o proteger los elementos vasculonerviosos, sino también para amortiguar la presión. Representa un tampón elástico que atenúa la intensidad de las presiones y en cierta medida las asume.

Amortiguadores complementarios

- Posterolateralmente
  La cavidad perineal está cerrada por el músculo piramidal rodeado por su fascia, que no es más que una dependencia de la aponeurosis perineal profunda., además de cerrar herméticamente el anillo pelviano por detrás, el piramidal es un amortiguador suplementario de las cargas que se ejercen sobre la pelvis.

- Lateralmente
  La pelvis presenta dos orificios, los agujeros obturadores, que dan inserción a los dos músculos obturadores, poseen la denominada membrana obturadora, estructura elástica que vibra en función de las presiones que se ejercen sobre la pelvis, por lo que constituyen un elemento suplementario de regulación de cargas.

Sinergia de movimiento

No olvidemos que por encima de la pelvis existe una importante masa visceral abdominal, que está cerrada en su parte superior por un pistón diafragmático que se mueve de forma permanente de arriba abajo, por lo tanto, ejerce cierta presión sobre la columna visceral., presión que a su vez se transmitirá en parte a los órganos pelvianos. Los tejidos blandos del periné, gracias a su elasticidad, absorben e integran ese movimiento permanente y de este modo evitan que se dañe el contenido.

El periné trabaja en sinergia con el diafragma y realiza un ligero movimiento de descenso durante la inspiración, para convencernos de ello, basta con respirar contrayendo el periné, veremos que es más difícil respirar, esto es la sensación de aumento de opresiones.

Gracias a la solidez, plasticidad y a las características de las fascias, las presiones transmitidas por la columna toracoabdominal no solo ejercen de manera vertical, sino que se reparten y son asumidas por todos los componentes del anillo pelviano.

- Por abajo y por detrás: al anillo fibroso central del eje del periné, punto cavitario mas declive y de convergencia de todas las fascias y prácticamente de todos los músculos perineales. Representa el lazo que cierra el saco, por lo tanto, se considera el punto más sólido.

- Lateralmente: existe un amortiguador formado por el tejido graso, luego más lateralmente aun, las membranas obturadoras por delante, los piramidales hacia atrás.

- Por delante: una parte de las cargas es asumida por el periné y la sínfisis.

g) Constitución Anatómica

La arquitectura fascial consta de varias capas superpuestas pero interdependientes entre sí, orientadas en varias direcciones, verticales, horizontales y oblicuas, a fin de reforzar la solidez y eficacia, además de aumentar la resistencia a las cargas que se ejercen sobre esta.

Debnar y col., mediante el análisis de especímenes de fascias toracolumbar, han demostrado que está formada por numerosas láminas de colágeno orientadas de manera oblicua unas respecto de otras.

Gerlach y Lierse., han estudiado las fascias de la extremidad inferior. A nivel del muslo han puesto en evidencia la siguiente apreciación.

° En la parte anterior la fascia presenta:

- Fibras horizontales, algunas de las cuales se unen al tracto iliotibial, otras siguen posteriormente.
- Fibras verticales en la superior del muslo, que se entrelazan con las fibras horizontales.

- Fibras oblicuas por abajo y por dentro, su parte inferior se continua por la parte interna de la tibia. Estas son más finas que las verticales, excepto en la cadera, donde son más fuertes.

° En su paste posterior:

- Potentes fibras verticales
- Fibras horizontales presentes sobre todo bajo el glúteo mayor y en la parte inferior del muslo, donde terminan en el hueco poplíteo.

Las fibras más bajas son arciformes, en primer lugar, oblicuas por abajo y por dentro., luego verticales, y se continúan por la aponeurosis tibial posterior.

° En su parte interna:

- Constituidas por fibras verticales y oblicuas, estas últimas procedentes de la fascia lata: presentan un contingente oblicuo, por abajo y por delante, y presentan un contingente posterior oblicuo, por abajo y por detrás. Las fibras anteriores se confunden con el retículo de la rótula, las laterales con el ligamento lateral interno.

La parte lateral presenta fibras muy resistentes y tupidas, que pueden palparse con facilidad.

° En su parte externa:

- Fibras verticales muy potentes que forman el tracto iliotibial. Este tracto está conectado con el fémur por la membrana interósea externa, en su parte inferior, forma parte del retículo de la rótula y del ligamento externo. Las fibras del muslo se prolongan en la pierna y el pie, donde presentan la misma construcción arquitectónica.

En resumen, la construcción de la fascia de la extremidad inferior, y en general de todas las fascias, es en espiral. Esto les permite desempeñar el papel de "bayeta" en la dinámica de los líquidos, pero además esta arquitectura permite aumentar sus capacidades de resistencia y capacidades de mantenimiento de formas anatómicas.

Capítulo 7

Mecánica General de la Fascia

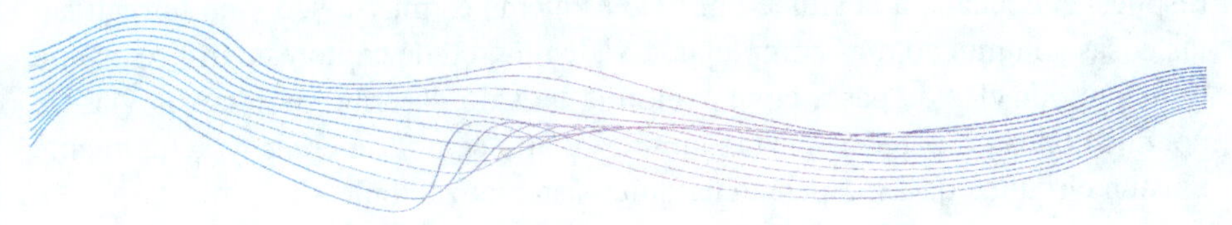

MECÁNICA GENERAL

La mecánica general de la fascia se compone a partir de cuatro conceptos, los cuales son: conducción de la sensibilidad, particularidades morfológicas, mantenimiento de la postura y las cadenas fasciales.

a) Conducción de la Sensibilidad

La conducción de la sensibilidad procede de la periferia llega a la asta posterior de la médula, de ahí, por las vías intramedulares, se dirige hacia los centros específicos cerebrales, que tratan la información, y que, de retorno, envían la respuesta adecuada a la situación. Este esquema es muy tosco y en la realidad las cosas son mucho más complejas. Existe una red de captores periféricos que transitan por vías de paso, cuya anatomía ha sido descrita, pero cuyas vías de conducciones no parecen ser tan simples como se podría creer, y actualmente existen circuitos que escapan a cualquier sistematización.

Todas las informaciones que llegan a la asta posterior de la médula no generan sistemáticamente una respuesta, por otro lado, por suerte, puesto que, de ser así, estaríamos en un estado de agitación permanente. Para que haya respuestas apropiadas, aquella requiera una cierta acumulación de informaciones, a partir de esa constatación Melzach y Wall han elaborado la teoría de "la puerta de entrada".

Existe en la asta posterior de la médula un mecanismo regulador consistente en aumentar o disminuir la cantidad de impulsos nerviosos. Este mecanismo está determinado por la actividad de las fibras A beta y A delta por las influencias descendentes procedentes del cerebro.

Cuando la cantidad de informaciones que atraviesan la puerta de entrada supera un nivel crítico, se activan las zonas neurales responsables del dolor. A las células T de la asta posterior llega un flujo de estímulos: hasta un cierto umbral de tolerancia las células T ejercen un control frenador y la puerta de entrada permanece cerrada.

Cuando la acumulación es demasiado importante el control frenador se inhibe, la puerta de entrada se abre y aparece la sensación dolorosa. Sin embargo, el mecanismo estrictamente medular plantea ciertos problemas, el modelo de la puerta de entrada se basa en un control presináptico, pero existen así mismo inhibiciones postsinápticas. Prueba del mecanismo de salvaguarda, pero también del desencadenamiento lesional, también se realiza y sin duda en primer lugar a nivel periférico, antes de la intervención del arco reflejo. Por lo tanto, parece que no todas las informaciones transitan por los centros superiores, sino que se tratan directamente en los "cerebros periféricos". En este sentido, experimentos realizados en ratas de laboratorio descerebradas han mostrado que estas podrían resolver problemas de laberinto para buscar la comida.

Pero esos cerebros periféricos también están localizados a niveles periféricos y en especial en las fascias.

Las fascias serian conductoras de una sensibilidad superficial que seguiría otro sistema distinto al círculo medular, esto es lo que Bichat denominaba simpatías de las membranas., por ejemplo, al rascarnos el muslo, algunas veces aparece un punto de irritación en una zona totalmente diferente.

La conducción periférica de la sensibilidad queda perfectamente ilustrada en el caso de causalgia o de algoalucinosis (dolor del miembro fantasma). Esas dos patologías producen dolores tan atroces, que el sujeto es a veces inducido al suicidio. Ahora bien, en casos de radicotomía, simpatectomía, cordotomía o sección medular, si se obtiene una remisión transitoria, el dolor acaba por reaparecer con la misma intensidad. ¿De dónde procede?, ¿por dónde pasa? Seguramente no por el sistema médula-nervio, puesto que esté ha sido suprimido.

Parece probable la existencia de una red sensitiva autónoma que constituye la primera organización periférica y que funciona de manera totalmente independiente.

Un contacto ligero sobre la zona dolorosa puede desencadenar dolores atroces, algunas veces el dolor se manifiesta de forma espontánea sin estimulo aparente.

Los dolores pueden propagarse de forma imprevisible hasta zonas del cuerpo alejadas, sin ninguna relación con el sitio doloroso inicial. A menudo, el dolor persiste durante mucho tiempo después de la interrupción del estímulo, estos estímulos escapan a toda explicación lógica cuando uno se enfrenta a un sistema de dolor específico rígido y directo.

Así, una vejiga en estado de semirrepleción es insensible y no implica ganas de orinar. La repleción implica la necesidad de orinar por excitación de los mecanoreceptores. Pero en el caso de cistitis, la necesidad de orinar se desencadena con capacidades de repleción muy bajas.

El útero presenta una doble inervación, el cuerpo, inervado por una contingente de fibras de origen dorsolumbar, solo es doloroso en el caso de grandes dilataciones. De infecciones importantes, en el parto o en la menstruación. En la menstruación, las fascias están en estado de acumulación máxima y la simple congestión menstrual basta para desencadenar el dolor.

El cuello inervado por el plexo hipogástrico es sede de los dolores intensos si esta dilatado algunos centímetros, no solo los tejidos reaccionan a los estímulos, sino que en el interior de un mismo órgano las reacciones a esos estímulos pueden ser totalmente distintas.

Cada vez resulta más evidente que la fascia no solo es sede de sensibilidad, sino que es capaz de transmitir la información de manera autónoma. Pischinger atribuye esta regulación al sistema de base. Está asegurada por el mantenimiento de homeostasis del sistema, es decir, por la corrección con un mínimo de pérdidas de energía de las desviaciones que resultan de la anteversión de factores perturbadores.

En general, estos factores perturbadores actúan de manera unilateral, la movilidad y la función se alteran en el segmento afectado. Antes de la aparición de trastornos con expresión clínica, la perturbación ya está instalada. Esta se caracteriza por el aumento del gasto energético paras asegurar la función, luego, por vía refleja segmentaria, la afección accede a zonas más profundas, vía viscerosomática y, finalmente, con la instalación de la cronicidad alcanza todo el lado homolateral, que de este modo se encuentra en hipofunción.

Yahil y col., en sus trabajos sobre la fascia toracolumbar, han puesto de manifiesto los corpúsculos de Ruffini y Paccini, los de Ruffini se caracterizan por un simple axón y una arborización muy densa de fibras de colágeno. Los mecanoreceptores se localizan en las zonas yuxtavasculares y en el tejido conectivo laxo con fascículos de colágeno denso.

Esta conducción nerviosa en la fascia parece deberse al sistema parasimpático y en particular al simpático, que intervendrían en la mecánica, sino también en la bioquímica fascial. El simpático al influir en la circulación sanguínea y el metabolismo, influye en el PH y en la eliminación de los desechos.

Si la fascia posee su propio sistema de inervación se debe a que no tiene una estructura rígida y por lo tanto es capaz de cierta movilidad. Mediante experimentos de estiramientos de las fascias., Yahia y col., han puesto de manifiesto una contracción espontanea durante el estiramiento que se traduce por un aumento de sus propiedades viscoelásticas.

Boabighi y col., han demostrado que las fibras de colágeno estaban formadas por ondulaciones regulares, comparables en forma con las ondas de los fluidos en movimiento, su amplitud media es de 6 micrómetros, y su longitud de onda es de 60.

Medidas efectuadas por dichos autores.

Propiedades histológicas de las aponeurosis

ESTRUCTURA	D	A	I
Aponeurosis braquial	130	8,5	30
Aponeurosis antibraquial	155	8,5	30
Retículo de los extensores	200	1,5	70
Retículo de los flexores	200	1,5	70
Aponeurosis alta del oblicuo externo	155	8,5	30
Aponeurosis baja del oblicuo externo	170	5,7	85
Fascia lata anterior	150	8,5	35
Tracto iliotibial	155	4,5	75
Retículo de los extensores del tobillo	285	1,5	80

D= Diámetro / A= amplitud en micras / I = longitud de onda en micras

Por lo tanto, debemos considerar la fascia como una estructura que posee un cierto movimiento autónomo. El origen de dicho movimiento debe buscarse en la embriología. El desarrollo embriológico es u n movimiento perpetuo que da lugar a la formación de un ser humano. Al comienzo del desarrollo, tenemos tres hojas íntimamente intrincadas, ectoblasto, mesoblasto y endoblasto, esas tres hojas sufrirán una involución que les permitirá formar el esqueleto, las cavidades y los órganos. Esta involución se hace de manera concomitante, cada hoja migra en paralelo y se interpreta con su vecina.

Persistirá la "memoria" de un movimiento perpetuo que se podrá encontrar a nivel craneal, visceral y fascial. Su amplitud se situará de forma aproximada entre 8 y 14 periodos por segundo, con algunas variaciones según las zonas consideradas. Este movimiento perpetuo facilita los intercambios celulares y dinamiza la mecánica de los fluidos.

Según parece, este movimiento es mantenido por el sistema simpático, y su disminución, ausencia o aceleración serán un medio de diagnóstico lesional.

b) Particularidades Morfológicas

El tejido conectivo es muy rico en fibras de colágeno dispuestas en fascículos muy densos casi paralelos en el sentido en que las cargas mecánicas son más importantes.

La diferencia de la importancia de las cargas mecánicas nos lleva a constar de manera general:

- En la extremidad superior: las fascias anteroexternas son más gruesas y potentes que las posterointernas.
- Esta misma disposición se encuentra en la extremidad superior, a excepción de la pierna, donde la fascia anterointerna que recubre la tibia es más gruesa.
- A los niveles palmar y plantar encontramos fascias muy potentes, gruesas y resistentes.
- En el cuello y tronco, en general, las fascias posteriores son más potentes que las anteriores.

Esta diferencia en función de la localización se explica por sus características biomecánicas.

Las fascias más fuertes y resistentes tienen un trabajo dinámico frenador muy importante, estás interfieren en el mantenimiento de la estática y la postura. Como hemos visto que la intensidad de las cargas generaba las características de las fascias, las diferencias constatadas parecen totalmente lógicas. Boabighi y col., han estudiado las propiedades biomecánicas de ciertas aponeurosis, aquí sus medidas.

Propiedades biomecánicas de las aponeurosis

ESTRUCTURA	AL	Q	E
Aponeurosis braquial	88	1,7	2
Aponeurosis bicipital	42	2,9	12
Aponeurosis antibraquial	43	1,2	3
Retículo de los extensores	55	1,0	3
Retículo de los flexores	76	1,3	2
Aponeurosis palmar	47	2,4	7
Aponeurosis digital	53	2,6	13
Aponeurosis del oblicuo externo	100	1,2	3
Aponeurosis baja del oblicuo interno	62	2,5	18
Fascia lata	48	0,6	2
Tracto iliotibial	35	3,8	19
Retículo de los extensores del tobillo	65	1,1	3

AL= Alargamiento en porcentaje

Q= Carga (daN/mm2)

E= Modulo de Young (daN/mm2)

El análisis de esta tabla pone de manifiesto un grupo cuya fuerza a la rotura es elevada, al igual que el módulo de Young., este grupo comprende: la aponeurosis bicipital, la aponeurosis palmar y digital, el tracto iliotibial y la aponeurosis baja del musculo oblicuo externo. Por otro lado, los valores medios de estiramiento de este grupo san más bajos y corresponden a lo que antes clasificábamos en las aponeurosis más gruesas y resistentes.

El estudio morfológico revela que:

- Las extremidades inferiores se hallan en posición natural de rotación externa.
- Las extremidades superiores se hallan en posición natural de rotación interna.

No obstante, durante las evaluaciones, veremos que esta posición general debe matizarse, otra particularidad sorprendente es el alineamiento de los miembros respecto del tronco, cuando mayor sea la continuidad de las extremidades inferiores con el tronco y la pelvis, las extremidades superiores parecerán más situadas en derivación sobre el tórax., como dos injertos que se hubieran pegado al tronco.

c) Mantenimiento de la Postura

Aunque el mantenimiento y la corrección de la postura se atribuyen al sistema muscular, este no puede realizar la función sin ayuda y soporte de la fascia, como hemos visto antes, un musculo sin fascia no puede ser funcional desde el punto de vista fisiológico. Además, en ciertas condiciones la fascia suple completamente al músculo en el mantenimiento de la postura.

Cathie, menciona como fascias de postura las fascias glútea, cervical, lumbosacra y el tracto iliotibial en estas aponeurosis constata la formación de bandas claramente visibles. Constatación que confirma que, cuanto mayor la carga de trabajo de la fascia, más tendencia tendrá reforzar sus fibras de colágeno, por lo que será la primera en reaccionar a un traumatismo.

Estudios histológicos recientes sostienen la hipótesis que la fascia dorsolumbar podría desempeñar un papel neurosensorial en el mecanismo de la columna lumbar. Mediante la flexión anterior del tronco ya no se constata actividad eléctrica en los músculos posteriores, su acción la suplen los ligamentos vertebrales. Aunque los músculos son motores de la postura, parece que intervendrían de una manera más evidente en la dinámica. Por lo que respecta a la estática, las fascias parecen estar más implicadas en el mantenimiento de la postura, para que el gasto energético sea mínimo. En general, las fascias externas se consideran más bien como fascias de postura, mientras que las internas se consideran más bien como fascias de sostén. Además, su estudio anatómico y su arquitectura muestran que ante todo están adaptadas al mantenimiento de la postura.

Capítulo 8

Patología de la Fascia

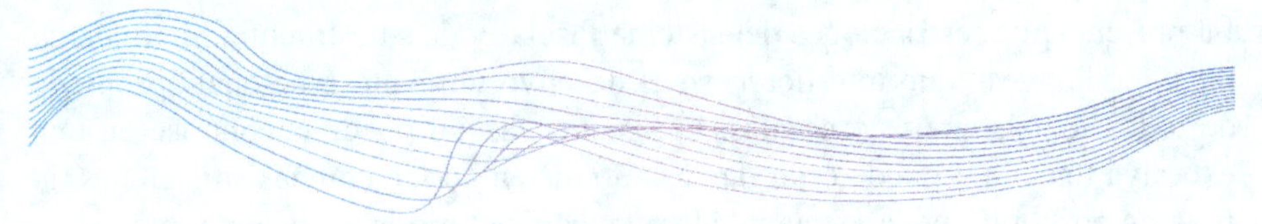

El tejido conectivo está presente en todos los sistemas del cuerpo humano, vascular, visceral, neurológico etc. Además, puesto que todos esos tejidos están estrechamente interrelacionados entre sí, resulta evidente que, cualquiera que sea la afección del organismo, el tejido conectivo estará automática e inevitablemente implicado en mayor o menor medida.

Si nos dedicamos a la rehabilitación física, preparación física, neurología, cardiología, traumatología, gastroenterología etc. Está claro que la patología específica de cada una de estas especialidades tendrá resonancia sobre el estado del tejido conectivo.

La presencia de restricciones del sistema fascial y de su estructura interna crea "incomodidades" que interfieren en el desenvolvimiento funcional apropiado de todos los sistemas corporales. El sistema fascial puede encontrase en una excesiva tensión o puede estar demasiado distendido, en ambas situaciones, la función corporal queda afectada. Un pequeño cambio en el sistema miofascial causa un gran estrés en cualquier parte del cuerpo, no es posible mantener un cuerpo saludable sin que exista un sistema fascial saludable.

Este sistema debiera encontrarse en un equilibrio funcional para asegurarle al cuerpo el desenvolvimiento óptimo en sus tareas. Las lesiones del sistema fascial se pueden reproducir por cuatro razones básicas.

- Traumatismo sobre el sistema fascial, lesión directa y el consecuente cicatrizar.
- Sobre carga sobre el sistema fascial (crónica o intermitente) por el mantenimiento prolongado de malas posturas o por la prolongada inmovilidad.
- Lesiones químicas del sistema fascial producidas principalmente por el proceso de acidificación
- Incorrecta interpretación del impulso. (ej. Kinesiofobia)

Tejido Conectivo, Punto de partida de la enfermedad

El estudio histológico, el papel y la mecánica del tejido conectivo nos demuestran que cualquier agresión, choque, estrés etc., repercutirá de forma automática en este, por lo tanto, podemos afirmar que no existe ninguna patología que no tenga consecuencia sobre la fascia. Cualquier patología solo puede extenderse después de haber superado las posibilidades del tejido conectivo.

Eppinger., ha sostenido que la enfermedad se inicia en la sustancia fundamental y se propaga a las células parenquimales. La especificidad sintomática y de diagnóstico solo aparece tardíamente, después de la instalación de lesiones celulares.

Las causas de la irritación del tejido conectivo son múltiples, son todas las situaciones que ponen a la fascia en estado de estrés, heridas, procesos mecánicos, lesiones fisicoquímicas, traumatismos, shocks etc., el shock operatorio es también una de ellas y hay que saber que el organismo tarda 21 días en dominarlo.

La sustancia fundamental no solo es el estárter de las informaciones destinadas a la célula y al sistema humoral y nervioso, sino que a su vez modifica por los trastornos funcionales de los tejidos. Una estimulación de corta duración, provoca la despolarización parcial de los proteoglicanos, que en un sistema funcional es corregida por el esfuerzo de una carga de compensación, si esa estimulación de corta duración es continua, provoca fenómenos de despolarización constantes que generan alteraciones estructurales en la sustancia fundamental y conducen a la formación de gel. Al comienzo las modificaciones están localizadas, puesto que la extensión de la información se halla limitada por las propiedades aislantes de las serosas, septos y fascias.

En un estado preliminar es difícil detectar las perturbaciones inducidas en el tejido conectivo sobre todo porque la mayoría de las veces no generan síntomas de tipo irritación – reacción., por lo que pueden transmitir un mensaje alterado durante mucho tiempo y mantener los sistemas de regulación tisular, humoral, celular y nervioso en un estado de pretensión.

Una estimulación suplementaria sobre este sistema "precalentado" produce con frecuencia una respuesta inadecuada y exagerada. Puede instalarse un trastorno a distancia y aumentar más irritación del foco primario, esté llevará a una fase de agotamiento y a un bloqueo que provocará una enfermedad grave.

E. Perger., señala que un 25% de todos los pacientes presentan un "bloqueo de la regulación base" desarrollaron un tumor en los años siguientes, la participación de los trastornos de la regulación en la evolución de la enfermedad tumoral no puede desdeñarse. En pacientes crónicos se ha puesto de manifiesto la existencia de un potencial activo en el lado afectado y un aumento de la conductancia.

Al comienzo la afección es local y engloba al dermatoma y miotoma, por medio del sistema nervioso vegetativo. Modifica la vasomotricidad, así como otras funciones vegetativas del cuadrante correspondiente, la acentuación de la intensidad de la estimulación y la puesta en juego de los procesos de regulación central acaban por desarrollar una sintomática hemicorporal.

A partir de una alteración local, aparece de forma tardía una enfermedad general después de la intervención de los factores secundarios y terciarios. Así pues, el tejido conectivo reacciona en su totalidad, pero no lo hace obligatoriamente de forma homogénea.

El factor tiempo, la duración de la agresión preliminar, desarrolla un papel preponderante en la difusión de las perturbaciones al resto del organismo.

Ciertas células mesenquimales permanecen indiferenciadas en el tejido conectivo adulto, conservan la memoria embrionaria y pueden transformarse en otras líneas de células especializadas, estas células están inhibidas, pero en el caso de una herida o enfermedad, vuelven activarse desde el punto de vista mitótico para hacer frente a la agresión.

Pareciera que la respuesta en marcha de los mecanismos de defensa que se realizan en el tejido conectivo seria consecutiva a la autonomía de la periferia y que el sistema central intervendría de forma secundaria. Esto es apoyado por el hecho de que los valores de partida y de las afecciones más marcadas siempre se sitúan en el hemicuerpo más perturbado. Las desintegraciones tisulares (cicatrices, adherencias, inflamaciones, etc.) no absorbibles ocasionan este tipo de diferencias hemilaterales.

Kellner., ha probado que el equilibrio acido-base dependía del sistema base: en medio acido la neutralidad del pH se restablece gracias a la lisis de los fibroblastos, mientras que en medio alcalino la normalización resulta de su multiplicación.

Mc Laughlin., ha constatado que el cultivo in vitro de células epiteliales embrionarias induce un modo de crecimiento indiferenciado y desordenado, la introducción de células mesenquimales induce la diferenciación, se forma una membrana basal, completada por una estratificación celular.

Estos dos experimentos tenderían a probar que el tejido conectivo posee un sistema de organización independiente de las influencias centrales.

Con motivo de un estrés persistente, los problemas funcionales y los cambios de tamiz molecular modificaran la síntesis de la sustancia fundamental creando un estado propicio para las enfermedades crónicas.

Hine., ha demostrado que bastan 30 minutos para provocar un claro aumento del colágeno en el septo alveolar en victimas de carretera con traumatismos graves. Sin embargo, en experimentos realizados en animales, Speransky ha demostrado que la estimulación intensa de los receptores cutáneos o musculares situados en el territorio inervado por el bulbo raquídeo o la parte superior de la médula espinal, o incluso la estimulación mecánica o química directa del centro nervioso, podían provocar modificaciones profundas del tejido pulmonar muy similares a las que se ven en la neumonía.

Por lo tanto, pareciera que el tejido conectivo tiene su propia autonomía y puede ser origen de un sistema de defensa propio e independiente, dicho mecanismo no es exclusivo de una estimulación periférica o central de las aferencias nerviosas y es capaz de provocar alteraciones en el tejido conectivo.

Este punto de vista es el que nunca debemos olvidar cuando establezcamos un diagnostico frente a una perturbación o patología de cualquier parte del organismo.

La reacción primaria en el lugar de la agresión no es una reacción bioquímica típica, es sobre todo la resultante del desplazamiento del pH hacia la acidosis. La difusión a distancia de una alteración en el tejido conectivo se hace por vía nerviosa.

La normalización en el seno del tejido conectivo puede durar hasta dos o tres años, no hay posibilidad de regulación cuando la mecánica del tejido conectivo se paraliza, como ocurre en los procesos crónicos evolutivos. Los manuales de patologías clasifican como enfermedades específicas de los tejidos conectivos las colagenosis o conectivopatías.

Estas engloban diferentes afecciones cuya característica común es la degeneración de la sustancia fundamental del tejido conectivo.

Además, tienen en común:

- La explosión clínica de las enfermedades inflamatorias
- Un pronóstico de gravedad
- Síndromes de superposición en las formas atípicas que dificultan el diagnostico.

Las colagenosis

Existe cuatro grandes colagenosis, las cuales comprenden:

- El lupus eritematoso diseminado
- La esclerodermia
- La periarteritis nudosa
- Las dermatomiosis

Los signos clínicos de estas cuatro colagenosis son múltiples y más o menos comunes en diversos grados, se manifestarán por localizaciones:

- Cutáneas
- Articulares
- Torácicas
- Neurológicas
- Viscerales

Por lo que respecta a las afecciones cutáneas y que ilustra perfectamente la enfermedad del tejido conectivo. En la esclerodermia, caracterizada por el aumento de la producción de colágeno en la piel, una epidermis atrofiada recubre un amasijo de fibras de colágeno que se sitúan paralelas a la epidermis.

Prolongaciones digitiformes de colágeno van desde la dermis hasta el tejido subcutáneo y fijan la piel a los planos profundos. La afección extendida de todos los sistemas, debido a las conectivopatías, confirma su carácter de enfermedad general, y refuerza la importancia del tejido conectivo presente en todos los compartimientos del cuerpo.

Existen otras formas de colagenosis, a las cuales se añadirán:

- El síndrome de Wegner, caracterizado por una afección muy grave de las vías superiores, del pulmón y riñón.
- El síndrome de Sharp o conectivopatia mixta.
- El síndrome de Marfan, que se caracteriza por:
  Altura excesiva
  Alargamiento de las extremidades
  Cifoescoliosis con tórax en embudo
  Hiperlaxitud
- Poliartitris reumatoide, que actualmente se clasifica como una colagenosis, caracterizada al nivel tisular por tres signos principales:
  Nódulo reumatoide
  Vasculitis
  Sinovitis
- Enfermedad de Dupuytren,

El nódulo reumatoide comprende una zona central de necrosis fibrinoide, bordeada de una empalizada de histiocitos, rodeada a su vez de tejido conectivo fibroso infiltrado de linfocitos y plasmocitos.

Existen afecciones que, en la mayoría de los casos, no presentan cuadros clínicos tan llamativos como los que acabamos de ver, pero que representan la patología más frecuente del tejido conectivo.

Esta patología o disfunción es de bastante interés puesto que se encuentra con mucha frecuencia, la cicatriz, crea irritación y fijación a su vez perturba la mecánica articular o visceral y que en un primer tiempo determinan síntomas funcionales, puesto que a menudo tienen manifestaciones subclínicas, sin expresión radiológica o bioquímica.

Cicatrices
Cualquier cicatriz por mínima que sea puede ser una zona de repercusión para el cuerpo humano, excepto las cicatrices retractiles o queloides, (que son casos particulares y raros). Sin embargo, la mayoría de cicatrices no representan un elemento perturbador, aunque cierto número pueden ser causa de dolores, disfunciones e incluso una patología insoportable para el sujeto. Tras la aparición de una herida sigue el proceso de reconstrucción, con granulación y

proliferación con fibras elásticas a fin de realizar una reparación de lo más perfecta en el lugar donde se ha sufrido la agresión.

A pesar de su sutilidad, este sistema de reparación nunca será perfecto, testimonio de ello es, la consecuencia que deja cada cicatriz que ha afectado a las fascias profundas. La mayoría de los casos este sistema repara sin dejar problemas secundarios, sin embargo, en un número determinado de ellos una cicatriz provoca trastornos, así como una patología de proximidad que se manifiesta por fenómenos irritativos, o es la sede de fijaciones que alteran tanto la mecánica como la fisiología del cuerpo humano.

Una cicatriz irritativa será un efecto perturbador para el tejido conectivo, esté sometido a las tensiones y al estrés de ese punto de irritación, modificará su estructura, plasticidad y elasticidad, y como resultado tendremos una alteración de la mecánica fascial que repercutirá en el estado funcional de la región.

Cuando una cicatriz se sitúa en el abdomen, perturbara la mecánica del órgano vecino, que sometido a una tensión o irritación permanente tendera a perder su movilidad y a fijarse. Hemos visto que gracias a la movilidad de las fascias su fisiología se veía enormemente facilitada, está fijación provocara la disfunción del órgano y es posible que a largo plazo se instaure una verdadera patología.

La "patología" de las cicatrices puede deberse a los cuerpos extraños que se incrustan durante la agresión. Kellner, ha demostrado que la inclusión de cristales de talco en las cicatrices quirúrgicas, fragmentados de proyectiles o fragmentos de tela en los heridos de guerra, granos de arena, pequeñas burbujas de alquitrán, y restos de cristal en los accidentados en carretera.

La reabsorción de cuerpos extraños es lenta sino imposible; estos crean una acidosis de los tejidos circundantes que da lugar a modificaciones del seno de la sustancia fundamental. La medición de los valores eléctricos de las cicatrices "perturbantes" proporciona valores de 1.400 kilo-ohms superiores a los registrados en la piel vecina, las cicatrices deben considerarse campos perturbadores potenciales.

Adherencias y fijaciones

Pueden ser consecuencia de una cicatriz, inflamación o infección, de una irritación o aumento de cargas en una zona del cuerpo. Se producen con mucha facilidad, en especial en el tórax y abdomen. El hecho de hacer una incisión en el peritoneo constituye una importante potencialidad de adherencia.

Tiene tendencia a aumentar con la edad y resulta sorprendente constatar el número de adherencias en la pleura, el peritoneo y el pulmón cuando se realiza una disección. Las consecuencias de ñas adherencias son comparables a las de las cicatrices, en ciertos casos establecen un puente fibroso inelástico con el órgano relacionado, entonces entramos en un círculo vicioso de hipomovilidad, disfunción y patología.

Entrecruzamientos patológicos entre las fibras de colágeno

El proceso de los cambios se inicia con la alteración de la cantidad y calidad de la sustancia fundamental que se manifiesta por la progresiva pérdida de agua, especialmente en los planos interfasciales, así también como la disminución de los GAG de entre el 39 y 40% de su contenido. Esta reducción trae como consecuencia el endurecimiento de la sustancia fundamental con la consecutiva disminución de la distancia crítica entre las fibras de colágeno, lo que conduce a la perdida de la lubricación interfibrilar.

En consecuencia, se producen tres fenómenos:

- En el primer fenómeno., se altera el deslizamiento entre las fibras de colágeno en los puntos de entrecruzamiento fisiológico produciendo funciones patológicas. Estas fricciones en las interfases entre las fibras tienden a producir un exceso de entrecruzamientos, aumentando la densidad del tejido, con la consecuente disminución de la capacidad de movimiento.

- El segundo fenómeno., es el acercamiento entre las fibras no es suficiente para crear, en un lugar determinado, los entrecruzamientos patológicos. Estos se forman entre las fibras ya existentes y las nuevas fibrillas recientemente sintetizadas. La incorporación de estos nuevos entrecruzamientos a la estructura colágena ya existente es lo que principalmente limita la elasticidad del colágeno impidiendo el movimiento natural entre las fibras antiguas.

- Como tercer fenómeno., la limitación del movimiento impide, una correcta orientación de las nuevas fibras recién sintetizadas, lo que aumenta la cantidad de entrecruzamientos patológicos. Las orientaciones adecuadas de las fibras de colágeno dependen de la presión y el movimiento adecuado. Como resultado, toda esta acción altera la plasticidad de la estructura del tejido conectivo con la consecuente formación de cordones de endurecimiento el tejido.

Capítulo 9
Evaluación de la Fascia

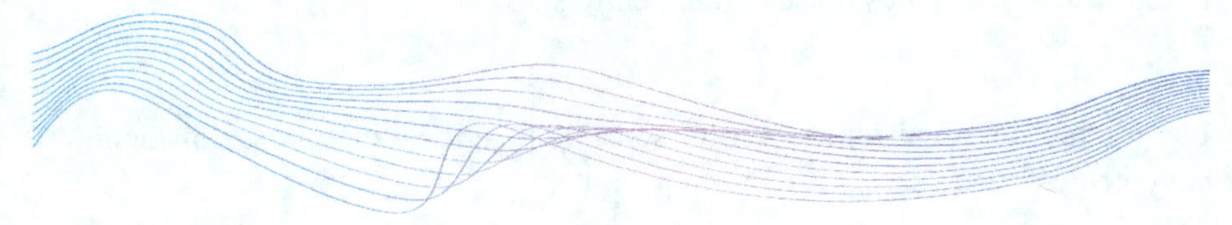

Antes de iniciar el tratamiento en una región determinada, se debe realizar una evaluación general del sistema fascial y posteriormente la evaluación detallada de la región en particular.

Cuando tengamos que evaluar una región del cuerpo, debemos tener una cronología de evaluación, debemos optimizar y recaudar la mayor información clínica, radiológica y de laboratorio posible del paciente.

En la actualidad existen diferentes metodologías que describen su propia evaluación, en este capítulo describo tres modalidades de evaluación para el tejido fascial las cuales no se oponen entre sí.

Las fascias son un sistema receptor sensible y sede de numerosas distorsiones cuyo origen puede ser:

- Estrés
- Falsos movimientos
- Tensiones
- Quirúrgico
- Inflamatorio
- Accidentes
- Traumático
- Obstétrico
- Mala postura

Estas agresiones implican la modificación bioquímica del tejido conectivo que se traduce por la modificación de las propiedades viscoelásticas, a su vez causa la modificación de la estructura: densificación y orientación de las fibras de colágeno según las líneas de fuerza y pérdida de elasticidad tisular. Todos estos desarreglos en el seno de la fascia dan lugar a cambios palpables, cuantificables y algunas veces visibles.

El objetivo de la evaluación de las fascias es detectar los diferentes trastornos de los tejidos, a fin de aportarles una respuesta terapéutica eficaz.

La búsqueda de las lesiones en el seno de la fascia se hará de forma manual, gracias a la extrema sensibilidad de nuestra mano podríamos decir que la evaluación es una técnica de fascia contra fascia, una indica sus distorsiones, la otra está a la escucha para registrarlas y comprenderlas.

Hemos hablado de la memoria de las fascias, que consiste en registrar en el seno del tejido conectivo la huella de los diferentes traumatismos sufridos. Nuestro objetivo será detectar cierta huella y si es posible atenuarla y eliminarla.

Tal como hemos visto, la fascia posee un mecanismo de contracción generado tanto por su sistema de inervación como la fase embriológica. Este mecanismo ha inducido un micromovimiento perpetuo, cuya frecuencia hemos situado entre 8 y 14 periodos por minuto. Pero las fascias desempeñan también un papel de cuerdas y poleas para transmitir la motricidad.

Estas constataciones nos llevan a describir tres modalidades de evaluación:

- Evaluaciones de escucha
- Evaluaciones palpatorias
- Evaluaciones de movilidad

Estas evaluaciones no se oponen, la evaluación de escucha es también una evaluación de movilidad, pero en su expresión más fina, movilidad que se manifiesta por un micromovimiento que no es inducido ni visible, sino sentido. La evaluación de movilidad implica un deslizamiento inducido mucho más importante, visible y con puesta de tensión.

EVALUACIONES DE ESCUCHA

Consisten en poner la mano sobre cualquier región del cuerpo para registrar las posibles modificaciones subyacentes. La mano debe permanecer totalmente pasiva, en estado de recepción, a fin de poder evaluar movimientos de origen de una micra. La evaluación de escucha es completamente pasiva y se realiza con toda la superficie de la mano.

Las medidas de sensibilidad de la mano han demostrado que puede detectar movimientos de unas 10 micras y que la diferencia entre los valores detectados de manera manual y los detectados por medio de aparatos sofisticados solo es de un 5%.

Protocolo de evaluación

Una evaluación de escucha requiere algunas precauciones elementales, de lo contrario será todo inoperante. Es evidente que la evaluación de escucha no se hace de manera espontánea, se requiere mucho entrenamiento para afinarlo y la predisposición del terapeuta para admitir que la mano es capaz de detectar movimientos ínfimos. El buen desarrollo de la evaluación dependerá:

- Contacto manual
- Estar en fase con el paciente
- Neutralidad del terapeuta

Contacto Manual

Puesto que se debe identificar movimientos del orden de unas micras, es evidente que el menor "grano de arena" puede falsear la evaluación. En primer lugar, hay que evitar tener las manos frías para no desencadenar un reflejo de defensa.

La mano debe colocarse sobre la zona que se va a investigar totalmente plana y establecer un contacto lo más alto posible con los tejidos del sujeto por dos razones principales:

- Cuanto más grande sea la superficie de contacto, mayor será el número de receptores a los que informaremos.
- Cuanto más plena este la mano, será más fácil que las fascias del paciente nos den informaciones precisas.

Hay que evitar a cualquier precio un contacto con la punta de los dedos; los tejidos poseen una extrema sensibilidad y si la palpación es agresiva, solo obtendremos "silencio" de su parte, puesto que reaccionaran mediante un espasmo reflejo y en general se necesita muy poco para desencadenarlo.

La presión debe ser moderada; si es demasiado fuerte superara el nivel de escucha deseado y no podremos percibir el movimiento; son sobre todo los receptores a la presión los que se estimularán.

La mano debe descansar de forma natural sobre los tejidos únicamente movidos por su propio peso, pero al mismo tiempo debe poseer una adherencia firme. La mano "se pega" a los tejidos para conseguir la movilidad más fácilmente.

Estar en fase con el paciente

La evaluación de escucha representa lo que hay de más fino en cuanto a evaluaciones de palpación, los tejidos conservan la memoria del pasado y nuestro objetivo es leer la historia del sujeto que se ha impregnado en ellos.

El dialogo que se establece será pasivo; el paciente no controla la información que va a transmitirle sus fascias, es algo que acontece en su inconsciente. Si no somos capaces de establecer un buen contacto no habrá respuesta.

Debemos considerar al sujeto a través de los tejidos y proceder con mucho respeto, como si debiéramos pedir permiso para dialogar con ellos.

Neutralidad del terapeuta

La lectura de los tejidos debe hacerse de forma estrictamente neutral para que sea eficaz. El terapeuta debe abordar sin ninguna idea preconcebida y permanecer totalmente pasivo y solo a "la escucha".

Debe respetar el ritmo del paciente y no querer imponer el propio, en caso contrario no habrá respuesta o estará completamente falseada. Esto no resulta tan evidente bien por falta de hábito o bien, si la motilidad tarda en manifestarse por la tendencia a proyectar el propio ritmo sobre los tejidos del paciente., en este caso lo único que se evaluara será el propio movimiento.

Debe poner toda su atención exclusivamente en lo que sucede a nivel del contacto y debe dejarse guiar totalmente por los tejidos subyacentes. Esto requiere la máxima disponibilidad y concentración, pero de ser así la respuesta será muy rápida.

La evaluación comienza realmente cuando todos esos parámetros sean respetados, solo entonces los tejidos aceptarán dialogar con el terapeuta y revelarán sus distorsiones, su sufrimiento, es decir, su historia.

Si sabemos estar totalmente a la escucha de nuestro paciente, nos sorprenderá constatar la rapidez con la que los tejidos se pondrán a "dialogar". Cuanto más pronto se instaure la confianza, más rápida será la respuesta, entonces, los movimientos nos parecerán de gran amplitud, como si el hecho de estar en fase con el sujeto constituyera un amplificador del micromovimiento buscado.

Bastará un simple descuido, un gesto brusco o una actitud terapéutica de evasión para que el dialogo se rompa. No se quiere demasiado tiempo para evaluar la motilidad; no obstante, también puede suceder que estemos en contacto con un tejido durante horas sin extraer la más mínima información.

El objetivo de las evaluaciones de escucha será revelarnos una anomalía en el seno de los tejidos blandos, una anomalía solo podrá definirse en relación con la normalidad, por lo que intentaremos definir lo mejor posible la normalidad.

La normalidad

Comprende cuatro parámetros que la mano debe registrar de forma espontánea:

- La temperatura de los tejidos
- La textura de los tejidos
- El movimiento de los tejidos
- El ritmo de los tejidos

La temperatura de los tejidos

Aunque la piel puede tener diferentes temperaturas, según las zonas consideradas, la temperatura debe inscribirse en una escala normal; si fuera necesario comparar con la propia temperatura o la de otra parte del cuerpo.

Con frecuencia constataremos, una elevación de la temperatura por encima de un valor umbral que traduce una reacción subyacente, puede ocurrir también que nos encontremos con una temperatura subliminar; esto suele suceder en pies y manos.

La textura de los tejidos

Estos deben ser flexibles, agradables al tacto y deprimibles con facilidad, su elasticidad debe ser normal, es decir, ni muy tenso ni muy flácido. La elasticidad variara en función de las fascias consideradas.

El movimiento de los tejidos

Aunque ciertos tejidos tengan una dirección preferencial de movimiento, podemos considerar que un tejido es normal cuando movimiento es armonioso en todos los planos del espacio. Al poner la mano sobre éste, la impresión debe ser de flotación en todos los planos, como si pusiéramos la mano en un cuerpo blando que flotase sobre agua. No debe favorecerse ninguna dirección y si se realiza un microdesplazamiento activo, los tejidos subyacentes han de seguir sin ninguna restricción.

El ritmo de los tejidos

Hemos dicho que los tejidos eran la sede de un movimiento rítmico cuya periodicidad va de 8 a 14 periodos por minuto, en la mayoría de los casos todos los valores que se encuentren por debajo o por encima de ese ritmo puede considerarse anormal. Pero no olvidemos que ciertos sujetos pueden estar ligeramente por fuera de esos valores sin que ello indique anomalía alguna.

También hay que saber que ese ritmo puede variar en función del momento por el que atraviesa el paciente y que si en ciertas regiones, como la parte anterior de las extremidades inferiores, el tórax y el cráneo pueden detectarse fácilmente, en otras resulta muy difícil, incluso imposible (cara posterior del muslo, zona dorsal, zona glútea, abdomen).

Por lo que respecta al abdomen, cuanto más difícil es sentir el ritmo de la fascia superficial, más fácil resulta relativamente diagnosticar a través del abdomen el ritmo de las fascias intraabdominales. En determinadas ocasiones la anatomía humana nos reserva algunas contradicciones de todo incomprensibles, pero no por ello menos reales. En las evaluaciones de escucha solo describiremos algunas regiones del cuerpo, sin embargo, siguiendo esta cronología podemos evaluar prácticamente cualquier zona.

1) Evaluación escucha de pie

El sujeto está de pie, descalzo, pies ligeramente separados, ojos cerrados, el terapeuta se sitúa detrás del paciente, coloca la mano totalmente plana sobre la cabeza del sujeto con suavidad sin realizar alguna compresión.

A menudo constatamos un movimiento del cuerpo en flexión anterolateral o posterior. El hecho de colocar un punto fijo sobre el cráneo creará un par entre el suelo y la cabeza, las fascias comprendidas entre esos dos puntos podrán ponerse en movimiento si poseen un punto de fijación.

Esa es la razón de que aparezcan inclinaciones totalmente involuntarias, el punto de fijación constituye un punto de focalización de las tensiones que implican una flexión del cuerpo hacia ese lugar.

La evaluación de escucha permite detectar un problema, así como en el cuadrante donde se encuentra, por supuesto que con solo esta evaluación no puede establecerse un diagnostico formal.

En las personas que presentan un cuadro depresivo las fascias están implicadas, hay que estar atento y preparados para sujetarlos, puesto que suelen de forma espontánea se van hacia atrás.

2) Evaluación escucha de las extremidades inferiores

La modalidad de las evaluaciones de escucha, en general, consiste en colocar la mano sobre una zona del cuerpo con el objetivo de detectar una anomalía subyacente, también pueden colocarse ambas manos separadas por una cierta distancia y apreciar si la motilidad que se establece entre dos puntos de contacto es normal o esta alterada.

La finalidad, con una gran experiencia y una sensibilidad muy afinada, es colocar la o las manos sobre cualquier zona del cuerpo y recibir información sobre cualquier restricción. Esto no es un mero deseo, ciertas personas lo consiguen con facilidad, sin embargo, hay que mencionar que estas son pocas.

Para volver a las extremidades inferiores, vamos a describir el protocolo de las evaluaciones con sus diferentes variantes, el sujeto debe estar en decúbito y relajado. Colocar las manos sobre la cara dorsal de los pies, notar la armonía del movimiento o eventualmente la atracción preferencial hacia una cierta zona, esta atracción preferencial constituirá un eje lesional; el cambio de estructura en el seno de los tejidos conectivos como consecuencia de un traumatismo ha creado un vector preferencial de movimiento no fisiológico.

A continuación, basta con seguir poco a poco la dirección de la tensión para llegar exactamente a la zona o punto estárter.

Para confirmar lo que se siente de forma pasiva, basta con crear un microdesplazamiento de la mano, m asen intensión que en realidad. Si vamos en el sentido de la restricción resultará muy fácil, si vamos en sentido inverso muy pronto sentiremos una tensión que nos impedirá ir más lejos.

Las modalidades y los principios de las evaluaciones de movilidad son los mismos en cualquier región del cuerpo, por consiguiente, no tendremos que volver a describirlos. Todas las evaluaciones de escucha se hacen en decúbito, a partir del pie subiremos poco a poco hasta la pelvis.

a) Escucha global de la extremidad inferior (figura 1)

- El paciente en decúbito supino

- El terapeuta se sitúa a un lado del paciente, mirando cefálicamente

- Coloca una mano sobre la parte anterolateral de la parte inferior del muslo

- Registramos un movimiento general de la extremidad inferior, con predominio de la rotación externa (puesto que en general las fascias son más gruesas y resistentes en la parte anteroexterna).

- La escucha puede hacerse de forma bilateral.

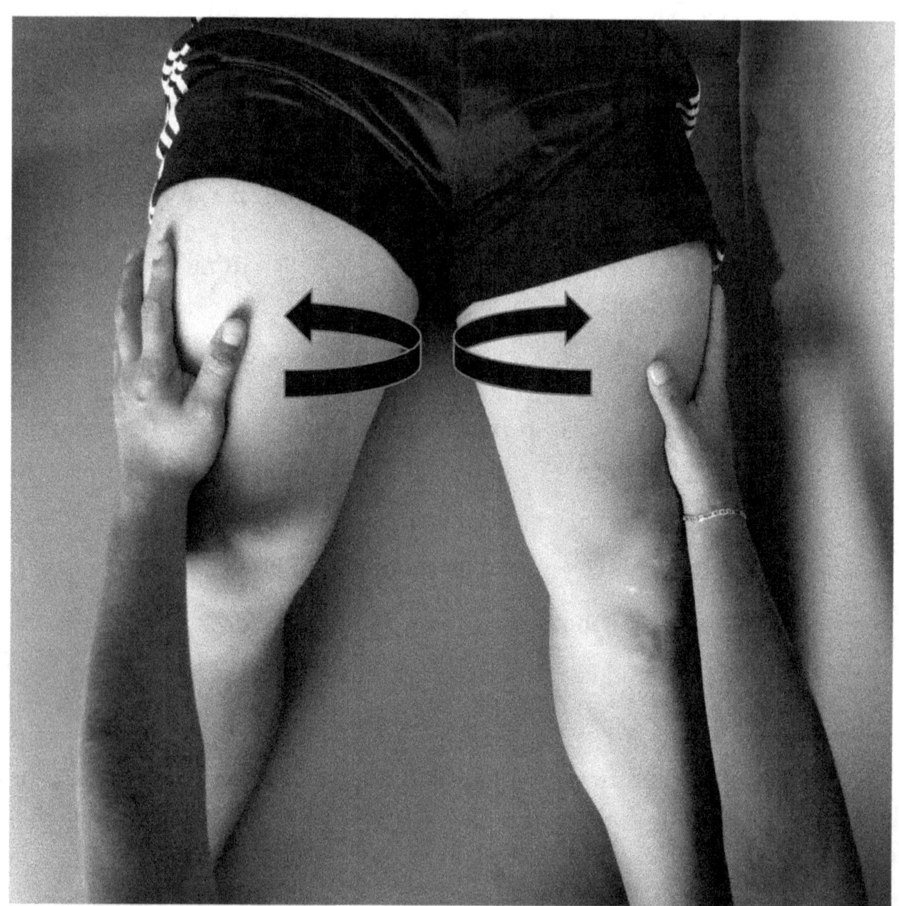

Figura 1

b) Escucha de la articulación de la rodilla y tobillo

- El paciente en decúbito supino

- Tobillo: una mano colocada sobre la mano dorsal del pie, la otra sobre el borde inferior de la tibia.
  Normalmente debemos sentir entre nuestras manos un movimiento que se armoniza en todos los planos, como si movilizáramos una rótula.

- Rodilla: una mano en las tuberosidades tibiales, la otra en la parte interior del fémur, sin incluir la rótula.
La normalidad nos hará sentir la libertad de movimiento en la traslación lateral, superior e inferior y en las rotaciones.

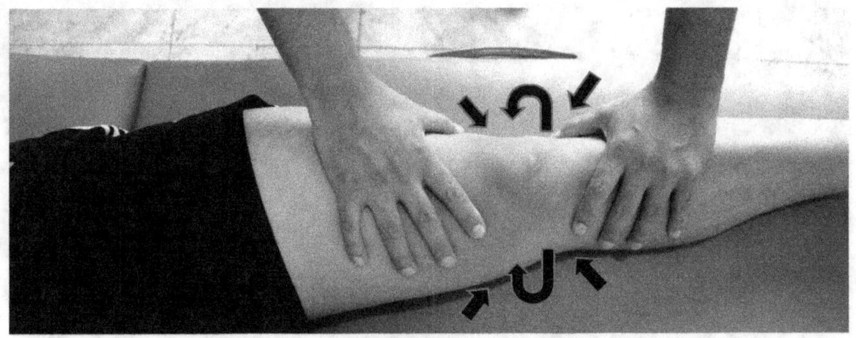

Figura 2

c) **Escucha de muslo – pierna** (figura 3)

- El paciente en decúbito supino
- Una mano plana en medio del muslo
- La otra en la cara anteroexterna de la tibia
- La mano cefálica registrara un movimiento de rotación interno y externo con predominio de la rotación interna
- La mano caudal registrará un movimiento con predominio de ña rotación externa.

Hemos visto que las fascias de la extremidad inferior constaban de fibras de distinta dirección, en el mecanismo conjunto muslo – pierna, son fibras de oblicuidad interna las que predominan en el muslo y de oblicuidad externa las que las que predominan en el segmento de la pierna.

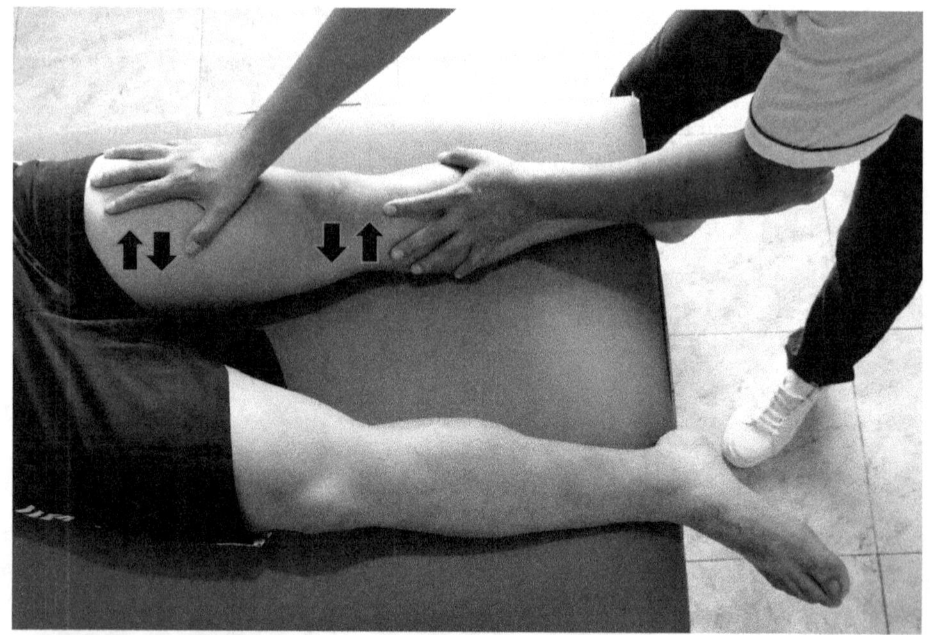

Figura 3

3) Evaluación escucha de las extremidades superiores

La escucha tisular a nivel de la extremidad superior es mucho más delicada que de la inferior, incluso imposible en ciertos casos, esto se debe a la particularidad de este segmento, que parece conectado en derivación sobre el resto del cuerpo. Normalmente, si ponemos la mano sobre la cara dorsal de la mano del sujeto, la motilidad es mucho menor que en la extremidad inferior, lo mismo ocurre con la evaluación de escucha segmentaria.

a) Evaluación de escucha brazo – antebrazo (figura 4)

- El paciente decúbito supino

- Una mano sobre la cara antero externa del brazo, por debajo de la V deltoidea

- La otra mano por debajo del pliegue del codo, sobre los músculos epicondileos

- La mano cefálica registra un movimiento con predominio de la rotación externa

- La mano caudal registra un movimiento con predominio de la rotación interna.

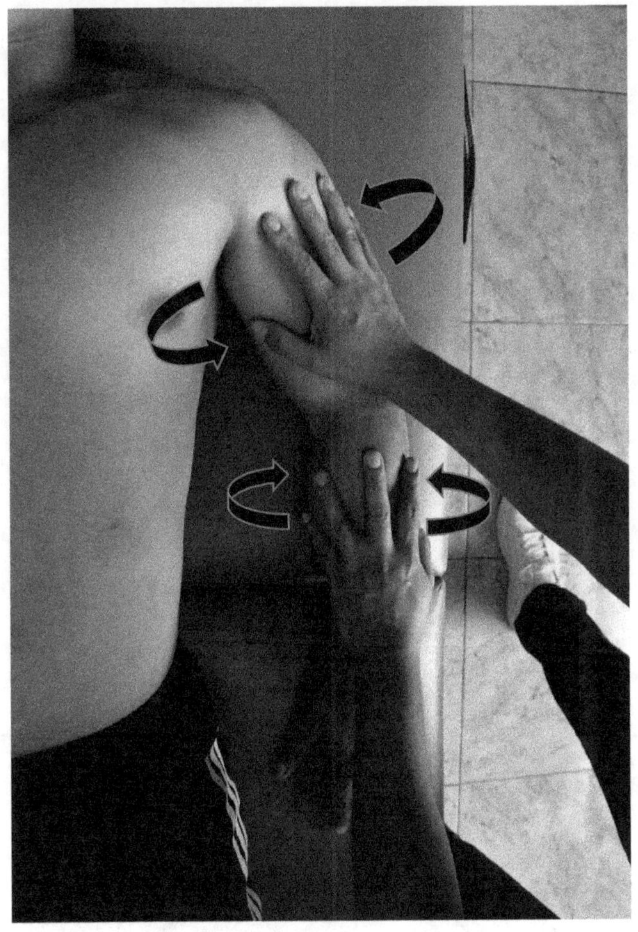

Figura 4

b) Evaluación de escucha global de las extremidades superiores (figura 5)

- El paciente decúbito supino

- El terapeuta se coloca a un lado del paciente, mirando caudalmente

- La mano se coloca en la parte inferior del húmero, cerca de la articulación de codo

- El movimiento que predomina es la rotación interna

- La escucha puede hacerse de forma bilateral.

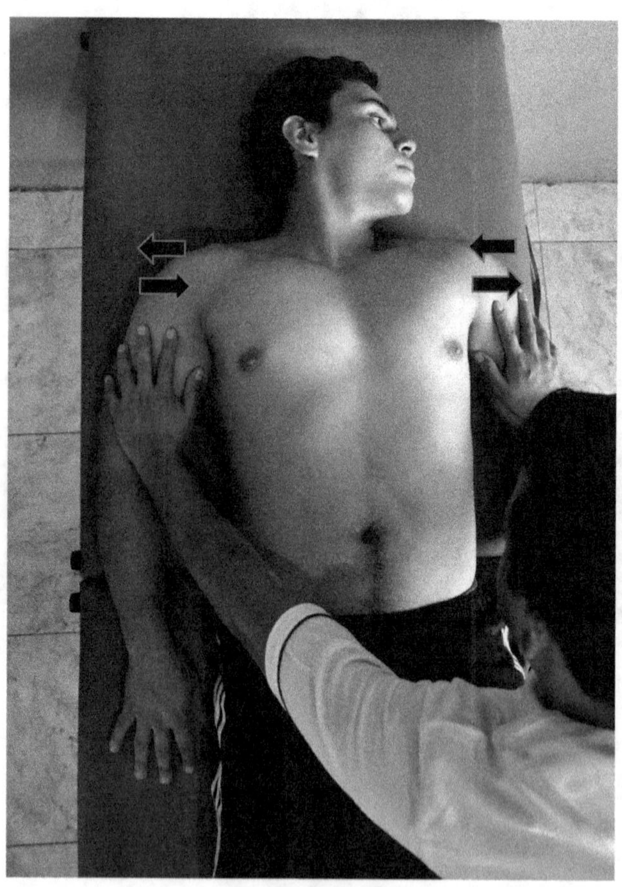

Figura 5

¿Se debe esto a los potentes músculos pectorales y a sus fascias que llevan a la extremidad superior a la rotación interna?

Hemos señalado la postura natural del segmento superior en una rotación interna, por lo tanto, parece que en cuanto a la motilidad se refiere, la extremidad superior funciona en sentido inverso a la extremidad inferior.,

¿Acaso con el fin de obtener un equilibrio general para crear un equilibrio funcional?

4) Evaluación de escucha del tórax

En este caso hallaremos una región donde la motilidad tisular es muy marcada, la dificultad reside en realizar una evaluación entre la superficie y la profundidad, donde se sitúan dos importantes fascias, el pericardio y las pleuras, así como en la parte inferior del tórax, el diafragma.

a) Parte inferior del tórax (figura 6)

Las manos se colocan sobre la parte lateral del tórax, los dedos siguen posteriormente la dirección de las costillas, los pulgares se orientan medialmente. Tendremos que valorar todo el tórax y a continuación comparar un hemitórax con el otro.

Normalmente parece desplazarse en todos los planos sin restricción alguna, una variante de esa técnica consiste en colocarse a un lado del sujeto, de cara a él.

b) Parte superior del tórax

En esta región las aponeurosis superficiales se añaden al pericardio, la escapula pleural y las fascias toman relevo en la cintura escapular, debido a esto, aumenta la dificultad al evaluar esta región.

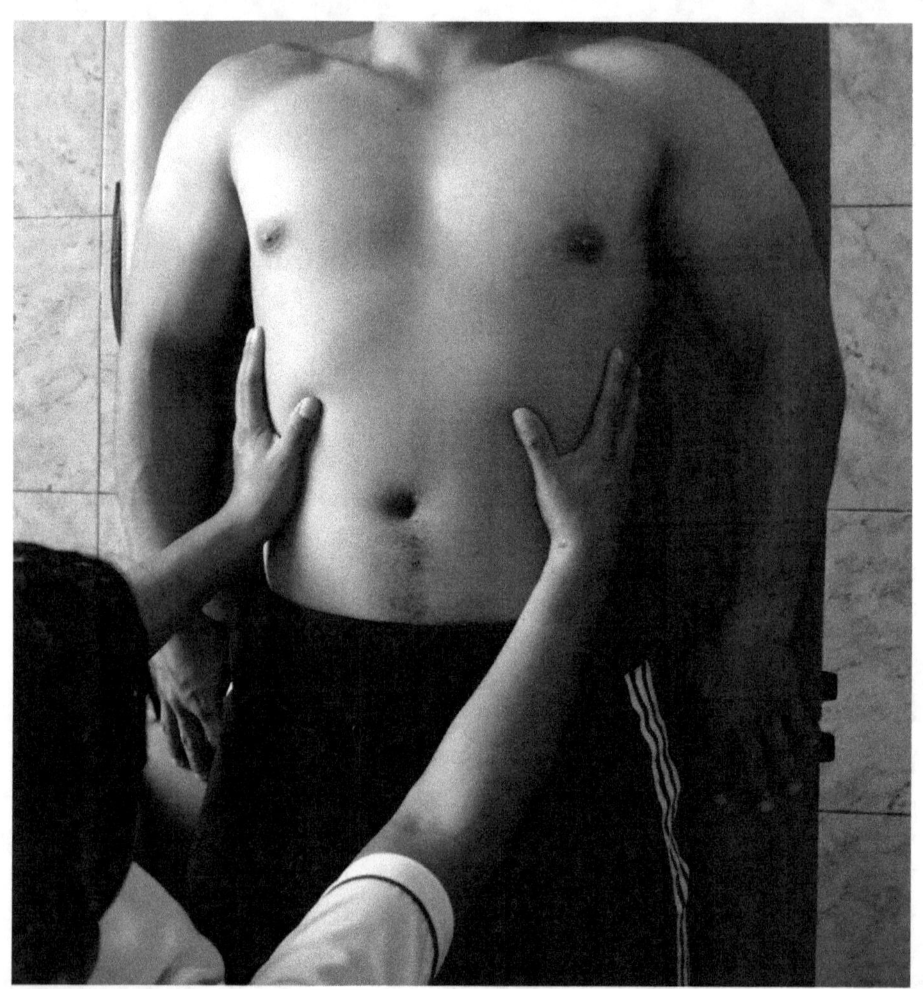

Figura 6

b1) Evaluación Esternal

Las evaluaciones y resultados muestran que los problemas se encuentran en el esternón o cerca de él.

- El paciente decúbito supino
- Colocar la mano encima del esternón, de manera que lo englobe por completo
- La raíz de la mano se sitúa en el borde esternal
- La mano debe estar en contacto con los tejidos lo máximo posible, a partir de ese momento la motilidad de las fascias del esternón y subyacentes podrá aprenderse con facilidad.

Hay que imaginar al esternón como un sacro invertido que se tiene en la mano, un microdesplazamiento de la mano podría hacer "viajar" al esternón en todos los planos del espacio y nos permitirá localizar con bastante facilidad el punto de restricción.

b2) Evaluación Bimanual (figura 7)

- El paciente decúbito supino
- Las manos muy abiertas se colocan sobre la parte lateral del tórax
- La raíz de las manos justo por debajo de las clavículas
- Los dedos cubren los pectorales, los pulgares en dirección medial, normalmente sentiremos un movimiento armonioso, en caso de tensiones estas serán:
  ° De dirección medial, para un problema relativo con la fascia superficial, que recubre el esternón
  ° De dirección vertical, si el problema se localiza en la cúpula pleural
  ° De dirección superoexrerna, si el problema afecta a la región periescapular.

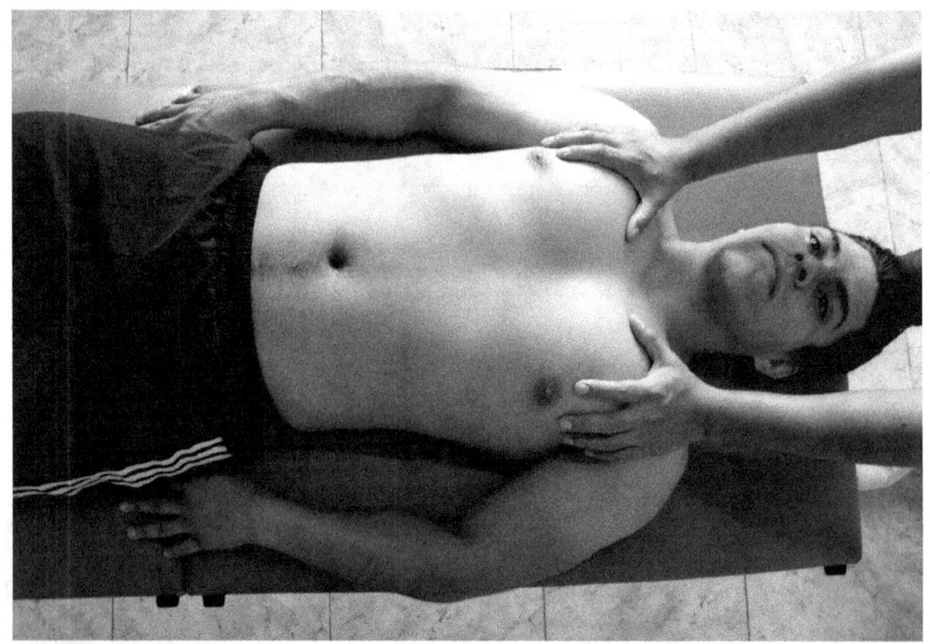

Figura 7

5) Evaluación de escucha del abdomen

La evaluación de escucha del abdomen se ha hecho en otras obras, no la describiremos de forma sistemática, insistiremos solamente en la dificultad que se presenta a este nivel.

Dificultad relacionada particularmente con el número de estructuras que se interponen bajo la mano (órganos, ligamentos, mesos, peritoneo, fascias), dificultad también asociada a la profundidad de la región a explorar.

Por lo que se refiere a la evaluación de escucha del abdomen, el principio general es poner la mano plana alrededor del ombligo y registrar posibles tensiones, para afinar el diagnostico habrá que desplazar la mano en dirección a la tensión sentida a fin de determinar lo más exactamente su origen posible.

Por lo general, la motilidad del abdomen alcanza la de los tejidos, es decir, la mano flotara por encima de la cavidad abdominal con libertad en todos los planos del espacio.

6) Evaluación escucha global de la cintura escapular (figura 8)

- El paciente decúbito supino
- El terapeuta a la cabeza del paciente
- Colocar los pulgares sobre el borde anterior de los trapecios, cerca de la apófisis transversa de C7
- La mano abierta descansa sobre la escapula pleural, las clavículas y el hombro.

Los pulgares registran las restricciones alrededor de la primera costilla, las manos registrarán las restricciones relativas a las inserciones fasciales alrededor de la clavícula, así como las eventuales tensiones periarticulares.

Es normal notar un desequilibrio izquierdo – derecha, en el distro, el complejo de hombro – clavícula derecha tiende a orientarse hacia adelante y hacia adentro, por supuesto, tendremos el mismo fenómeno a la izquierda con un zurdo.

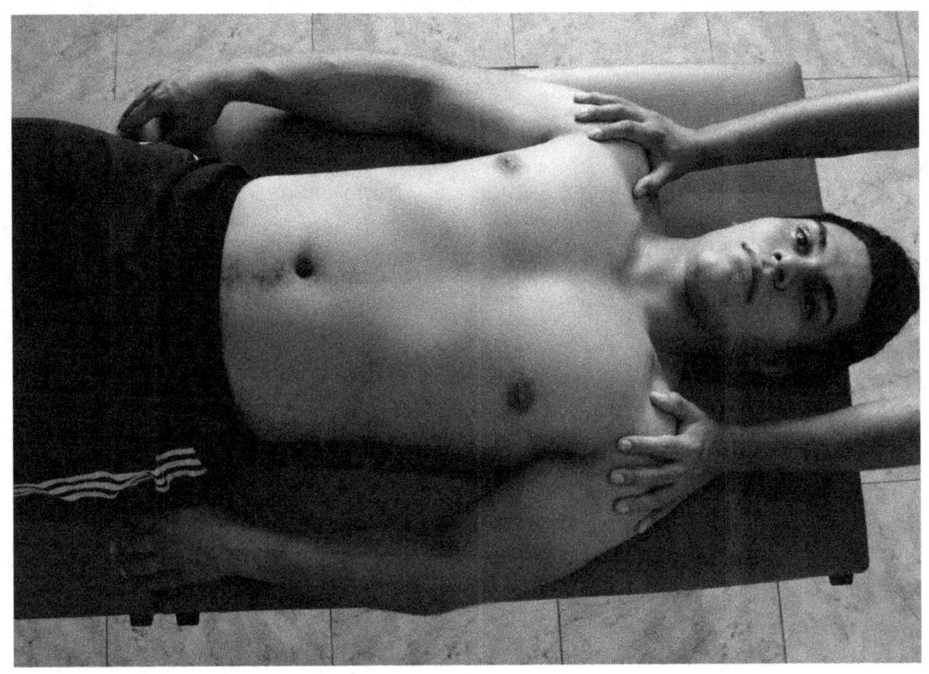

Figura 8

7) Evaluación escucha de la pelvis

Esta región es el punto de articulación entre potentes fascias lumbosacras y potentes fascias de las extremidades inferiores, con fuertes reforzamientos ligamentarios, en especial los ligamentos sacrociáticos mayores y menores.

Habrá que añadir todas las estructuras intracavitarias que dependen de la pelvis, no hay que olvidar la inserción terminal de la duramadre a nivel del sacro, de este modo tendremos una idea de la cantidad de información que puede transitar por esta región, información que complica esta evaluación.

- El paciente decúbito prono
- El terapeuta se coloca a un lado del paciente, mirando cefálicamente
- La mano engloba perfectamente el sacro, con un "efecto ventosa", la base de los ángulos inferiores del sacro.
- Si la zona es funcional, el sacro flotara de forma armoniosa entre los iliacos

En caso de disfunción:
- Si los dedos de la mano del terapeuta son atraídos hacia cefálico, el problema se sitúa probablemente al nivel de la charnela lumbosacra o de la fascia lumbar
- Si la base de la mano es atraída en sentido caudal, la disfunción puede localizarse en el coxis o el ligamento sacrociático mayor.
- Si la mano tiende a hundirse entre los iliacos, hay que considerar la posibilidad de restricciones en la pelvis menor.
- Si la mano es atraída lateralmente, la restricción puede ser de origen sacroiliaco, ligamento sacrociático menor, o incluso cadera y pelviotrocantéreos.
- Si la base de la mano es atraída hacia la mesa y en sentido cefálico, hay que pensar en una tensión anormal en la duramadre.

8) Evaluación de escucha de las fascias dorsales (figura 9)

- El paciente decúbito prono
- El terapeuta se coloca a un lado del paciente, mirando cefálicamente
- Las manos se sitúan bilateralmente respecto al eje vertebral
- La motilidad es difícil de aprender en la zona dorsal baja, a este nivel tendremos una respuesta positiva sobre todo en caso de distorsión.

- A un nivel dorsal superior es más fácil que se manifieste la motilidad
- Las dos manos se colocan sobre las escapulas, se percibirá un movimiento como si flotaran sobre la caja torácica. La interposición de las escapulas respecto del tórax parece ser un amplificador de movimiento.

En caso de distorsión la escapula, será atraída de forma preferente hacia la zona de restricción.

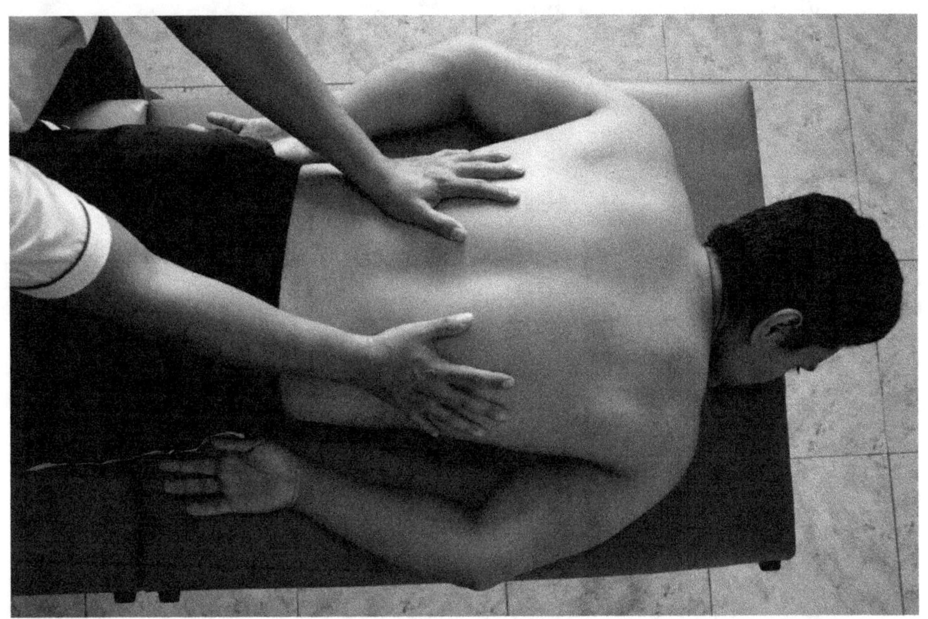

Figura 9

9) Evaluación de escucha craneal

En la zona craneal pueden evaluarse varios parámetros, lo que dificulta y complica el diagnostico, es importante tener en cuenta:

- Las membranas intracraneales
- Las membranas exocraneales y las aponeurosis cervicales
- Las meninges raquídeas
- El eje aponeurótico central

a) Membranas intracraneales (figura 10)

- Paciente decúbito supino
- El occipucio del paciente descansa sobre la palma de la mano izquierda del terapeuta, el pulgar y el anular se dirigen lateralmente como para englobar la tienda del cerebelo.
- La mano derecha se sitúa sobre la bóveda, el dedo medio indica el eje sagital de la hoz del cerebro.

Una de las dificultades para percibir las membranas intracraneales reside entre la interposición de la mano y las aponeurosis exocraneales y, el plano óseo. El interior del cráneo se relaciona con el exterior y viceversa, por lo tanto, un parámetro puede influir en el otro. Para una escucha intracraneal, hay que "proyectarse" al interior del cráneo.

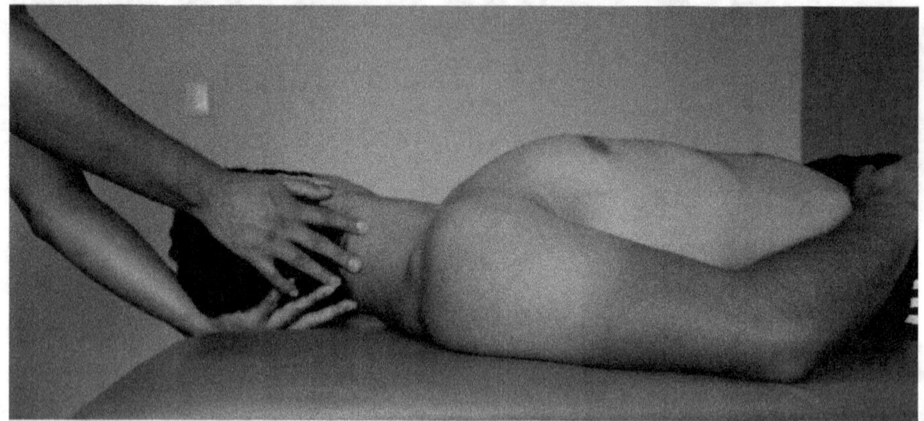

Figura 10

b) Membranas exocraneales y las aponeurosis cervicales

Es evidente que las aponeurosis externas pueden estar en restricción, será muy importante no dañarlas y en caso de tensión superficial, hay que buscar el punto de restricción, puesto que este será muy perturbador para la mecánica craneal y cervicoescapular.

Hemos visto que la base del cráneo es el punto de partida de las fijaciones aponeuróticas, en especial de las aponeurosis cervicales, en caso de lesión ascendente, estas serán un punto de freno para la motilidad craneana, en particular para la aponeurosis del esternocleidomastoideo y sobre todo para la aponeurosis cervical superficial posterior.

Durante la toma craneal, sentiremos que nuestra mano es atraída en sentido caudal, siguiendo la dirección de las fibras incriminadas.

c) Meninges raquídeas (figura 11)

- El paciente decúbito supino
- La toma será suboccipital, los dedos colocados sobre otros formando una "V" muy abierta.
- Inducir una ligera tracción siguiendo el eje intravertebral
- Aumentar muy ligeramente esta tracción para descender de forma progresiva hasta el nivel sacro.

La duramadre se une de manera sólida a nivel de C2 y C3, pero por medio de las prolongaciones raquídeas también se une de forma sólida al contorno de los agujeros de conjunción bilateralmente.

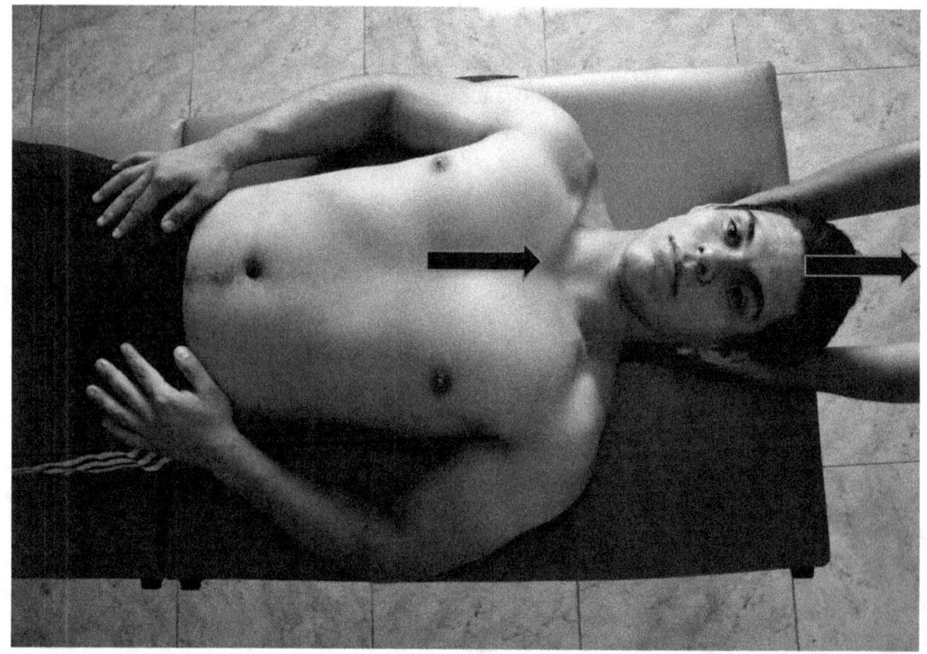

Figura 11

Esas uniones no son solo teóricas, la duramadre está sólidamente anclada al periostio vertebral, por lo que constituye un medio de protección medular y de las raíces intrarraquídeas.

Una ligera tracción sobre la duramadre no da respuesta positiva, puesto que esta es inextensible, cualquier fijación a su nivel se apreciará con bastante facilidad, ya que en ese momento dejará de flotar libremente en su conducto óseo.

Con una cierta práctica, resulta muy fácil diagnosticar las restricciones a su nivel tanto de forma lateralmente como escalonada.

d) Eje aponeurótico central (figura 12)

- Paciente decúbito supino
- El punto de partida de este se sitúa en el contorno del agujero occipital, cuando el poder frenador de los diferentes elementos situados a lo largo de su recorrido se supere, toda restricción en cualquier lugar de su trayecto repercutirá en la base del cráneo.
- Para la escucha de este eje la toma de mano de es la misma que para el eje de la duramadre, dirigiremos los pulgares hacia el ángulo mandibular, normalmente este eje está libre.

En caso de tensiones se imponen dos constataciones:

- Una sensitiva: las manos son atraídas en sentido caudal, con la esfera craneal siguiendo un movimiento ritmado por la respiración.

- La otra visual: si miramos este eje central constatamos un movimiento rítmico caudal – cefálico, y en caso de fijación vemos la parte visceral del cuello hundirse en el interior del embudo torácico con una amplitud de varios centímetros.

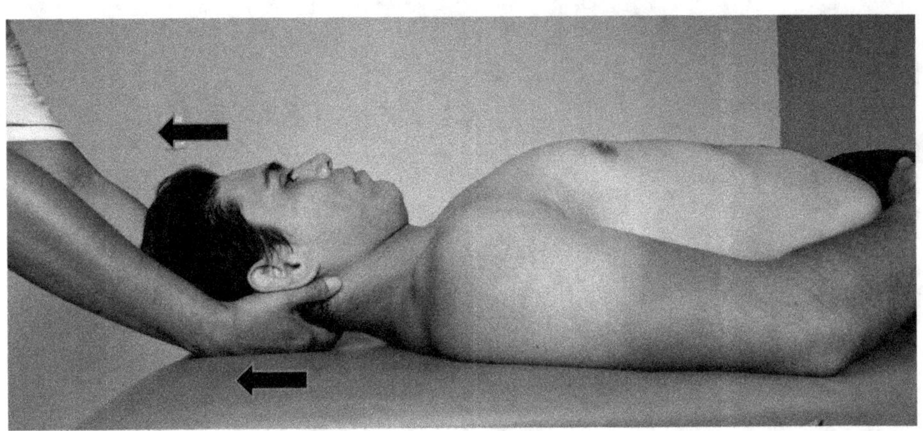

Figura 12

10) Evaluación de escucha anteroposterior (figura 13 y 14)

- El paciente en decúbito supino
- El terapeuta se coloca a la cabeza del paciente
- Coloca una mano en cuna bajo el occipital del paciente e induce una tracción muy ligera
- La otra mano se sitúa plana sobre el esternón

Esta técnica sirve para evaluar el sincronismo general de las fascias, particularmente en los niveles torácico y cervicocraneal.

La ligera tracción suboccipital sirve para proyectarse sobre todas las fascias posteriores, las manos normalmente percibirán un movimiento amplio, libre y muy rítmico. En caso de restricción percibiremos un movimiento asíncrono, siguiendo ciertos ejes preferenciales.

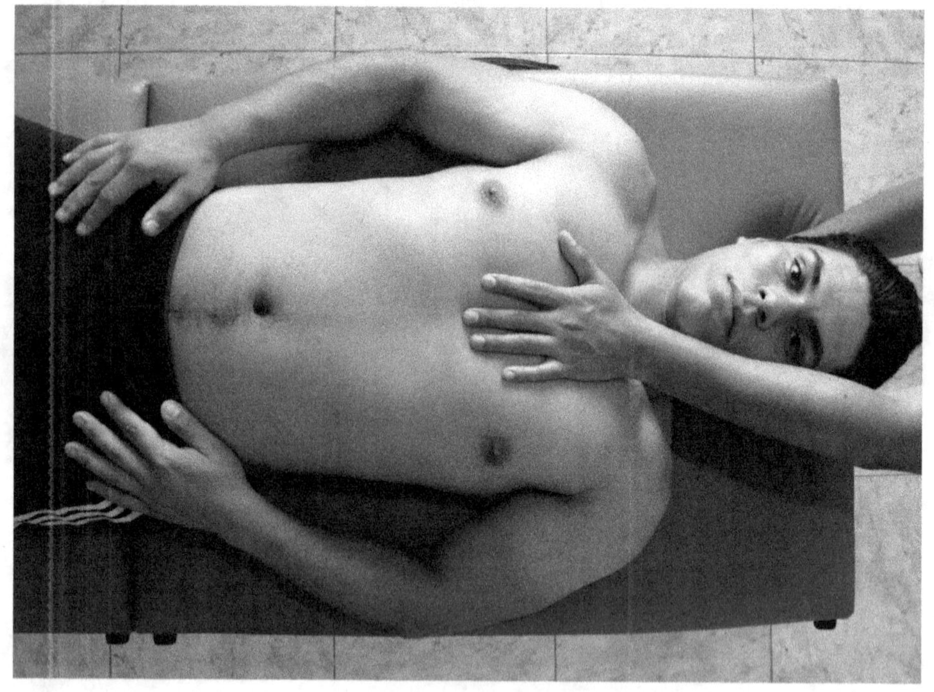

Figura 13

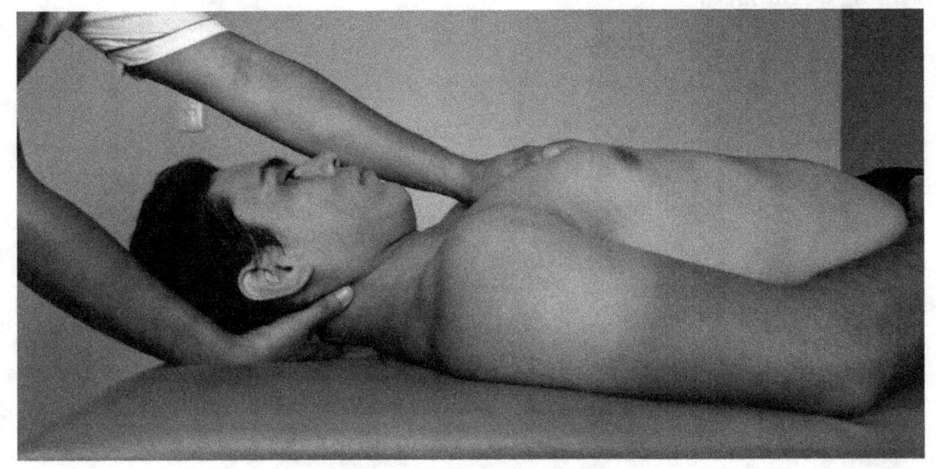

Figura 14

Regiones Peculiares

Algunas regiones del cuerpo son más vulnerables y dejan recuerdos imperecederos cuando sufren un traumatismo, en estas regiones podríamos decir que las fascias tienen una "memoria" particularmente duradera. Basta con poner las manos en esas regiones para detectar tensiones fasciales.

Dichas regiones son:

- Puntos de impacto
- Cicatrices
- Coxis
- Región epigástrica
- Dorsales superiores
- Esternón
- Cráneo y cervicales

Puntos de impacto

Cuando el cuerpo recibe un impacto, este debe ser amortiguado, de lo contrario podría dañar gravemente las estructuras frágiles.

En un golpe, esté es amortiguado por la piel, las fascias, el panículo adiposo, si se produce en una zona poco protegida como el cráneo o la tibia, la zona tisular de amortiguación se reduce mucho, por lo tanto, se imprimirá todavía más sobre las fascias y constituirá un punto de fijación al comienzo del proceso lesional. Debemos buscar las marcas de ese punto de impacto, pues con frecuencia son la clave del tratamiento.

Un choque en el cráneo, sobre todo en la parte posterolateral, origina una modificación del tejido conectivo y desencadena la puesta en marcha de una cadena lesional descendente que transmitirá poco a poco a la charnela occipitocervical, las cervicales, la charnela cervicodorsal y el hombro.

En la escucha percibiremos una fijación, en impacto importante, como un accidente de automóvil, supera las posibilidades de los tejidos blandos y debe ser asumido por un tejido cada vez más densificado, el complejo periostio - hueso. El hueso es capaz de una cierta plasticidad, su arquitectura está hecha para absorber los impactos, si estos son demasiado violentos dejaran una huella en el tejido óseo.

Cicatrices

Muchas cicatrices implican perturbaciones, por ende, deben explorarse de forma sistemática, puesto que cuando se vuelven perturbadoras son la causa de disfunciones mecánicas o fisiológicas. La escucha de una cicatriz nos indicará la dirección de las tensiones que habrá inducido.

Coxis

La caída sobre el coxis por lo general se acompaña de una sacudida que puede ascender hasta el cráneo, después de un traumatismo de este tipo no es raro constatar la aparición de una tensión dolorosa en el seno de un órgano, incluso constatar una ptosis.

Es muy frecuente que, al sufrir un impacto, el coxis se lesione en flexión y lateroflexión. Su palpación revelara el impacto, incluso muchos años después y aunque este se haya vuelto asintomático deja un recuerdo imperecedero, la persona que ha caído sobre el coxis no lo olvidará jamás.

Región Epigástrica

Muchas personas somatizan su estrés a nivel epigástrico, de ahí la expresión "tener una bola en el estómago" este estrés excitara el plexo solar, que a su vez implicara la disfunción de toda la región supramesocólica.

Durante la escucha a ese nivel, sentimos una región dura e hipertensa que se deja deprimir solo con mucha dificultad y con molestias dolorosas. Durante la palpación nos da la impresión de tener una bola bajo la mano, los órganos están fijados y distendidos, el hecho de poner la mano hace eco a los latidos aórticos, que se amplifican mucho e inquietan al paciente.

Dorsales Superiores

Los dorsales superiores sufrirán a menudo las cargas impuestas por las cervicales ya que son zona de soporte de ellas, durante un latigazo cervical los dorsales superiores suelen absorber gran cantidad de energía.

Uno de los impactos más traumáticos para la zona son las caídas en plancha sobre la espalda, sobre todo si se producen en la infancia, este impacto originará una conmoción muy importante con espasmo respiratorio, angustia e incluso pánico.

El impacto se imprimirá en los tejidos además del estrés que lo acompaña, al poner la mano sobre la zona, apreciaremos una importante rigidez y tensión tisular, como si la piel estuviera demasiado tensa.

Como hemos visto, la zona dorsal superior es una importante encrucijada fascial, debido a impactos, estrés y tensiones esta zona será la sede de restricciones cada vez más importantes que darán pie a una modificación de la estática, la espalda se encorva, los hombros se desplazan hacia adelante.

Esternón

Es la zona predilecta de las tensiones debidas al estrés repetido y no compensado, durante la escucha a ese nivel los tejidos están tensos, fijados, se retraen hacia el centro y nos da la sensación de que la mano tiene tendencia a ahuecarse mientras que el esternón se retrae posteriormente.

En accidentes de automóvil, el cinturón de seguridad deja una huella fácilmente detectable durante la escucha, en forma de una atracción oblicua que carga el tórax superior.

Cráneo y Cervicales

Esta región posee gran movilidad tanto para mejorar la función como para mejorar la adaptación – compensación, a las cervicales superiores y al occipucio van a parar una multitud de cargas. Esta región está en estado de reajuste permanente a fin de asegurar que el funcionamiento de los centros de información y de mando sea lo más perfecto posible.

En los traumatismos importantes las cervicales y la charnela occipitocervical constituyen el último pun to de amortiguación, por lo tanto, no es raro encontrar a ese nivel tensiones fasciales y restricciones de movilidad.

No es raro constatar una traslación lateral de las cervicales y la charnela occipito – atlas debido a un antiguo accidente de circulación o un accidente lateral violento, por regla general olvidado por el paciente, pero no por sus tejidos.

EVALUACIONES PALPATORIAS

La evaluación palpatoria se hará con la yema de los dedos e implica una presión más o menos acentuada según la zona que se va a tratar. Antes de poner la mano sobre un paciente es necesario observar bien la región por analizar, pues la observación es fuente de informaciones muy útiles. (tono de piel, estado de piel, presencia de comedón, macula, etc.
Recordemos que por medio de los cilindros de Hine, la piel es el indicador de lo que sucede en zonas más profundas.

El objetivo de la palpación es poner de manifiesto la modificación del tejido, estas modificaciones son de varios órdenes:

- Zonas dolorosas
- Cambios de estructura

Zonas dolorosas

El dolor hay que considerarlo con prudencia, debido a la variabilidad que puede presentar de un sujeto a otro eventualmente al hecho que puede ocultar un problema más profundo.

La fascia no resulta dolorosa a la presión normal, en caso de lesión su sensibilidad aumenta de forma clara y puede llegar a ser muy dolorosa a nivel de las bandas o de los puntos nodulares y puede que incluso el dolor sea apenas tolerable ante una palpación muy ligera, en especial en las zonas de clasificación o en el seno de ciertos ligamentos.

El dolor está asociado a la liberación de prostaglandinas, los analgésicos bloquean la síntesis de prostaglandinas, por lo tanto, impiden la producción de esta sustancia crítica que indica el daño tisular. En cuanto a la piel, puede ser sede de dolores muy vivos, de tipo quemadura, a menudo desencadenados por un simple rozamiento.

Después de un tratamiento adecuado se observa siempre una disminución importante de los puntos dolorosos, incluso su desaparición, esto tiene otra ventaja, la de hacer sentir claramente al paciente el efecto beneficioso del tratamiento. Insistamos en que el dolor sea solo la punta del iceberg, sin embargo, forma parte de los factores que constituyen la lesión.

Cambios de estructura

Se constatarán a nivel de la piel y luego en las fascias subyacentes, de acuerdo a la cronología que va de la superficie a la profundidad.

A nivel de la piel:

Las modificaciones harán parecer a la piel:

- Indurada
- Infiltrada
- Edematizada

Al haber una modificación en el cambio de estructura se constatará cambios de elasticidad, ya sea disminución o perdida, en algunos casos será imposible formar un pliegue cutáneo y en otros será una duración anormal la desaparición de este, esto se traduce a la alteración de las líneas transversales.

A nivel de las fascias subyacentes

Por debajo del revestimiento cutáneo las fascias deben percibirse flexibles, no obstante, de una cierta firmeza, firmeza que varía de acuerdo a la zona considerada y que abarca desde zonas fácilmente depresibles.

Una fascia funcional puede tanto presentar como carecer de ondulaciones y está constituida por bandas paralelas orientadas en el mismo sentido. En caso de sufrir distorsiones modifica sus propiedades viscoelásticas, lo que modifica las sensaciones palpatorias. La pérdida de elasticidad será un impedimento para la palpación, la fascia se palpará tensa, se requerirá una fuerza mayor para llegar a las zonas profundas.

Las modificaciones de las fibras de colágeno, pondrán de manifiesto en el seno de la fascia:

- Bandas fasciales muy individualizadas, mucho más tensas que las de alrededor y orientadas de forma oblicua o perpendicular, a la dirección general de las fibras. Dichas bandas son el indicador de cargas anormales y su trayecto se establece en función de la dirección de las cargas.
  Son bandas fácilmente palpables que aparecen de forma clara en las disecciones en forma de fascículos más densos.

- Aspecto ondulado, cuando las tensiones son considerables dichas ondulaciones tienen tendencia a aumentar y adquirir un aspecto como si fuesen acortadas a la manera del frunce de una cortina.

- En otras circunstancias se percibirá en el seno de la banda fascial o de una fascia una granulación oval, del tamaño de un grano de arroz, café o incluso de una aceituna, también pueden ser granulaciones redondeadas, del tamaño de un grano de arena hasta el de uno de sal.
  Las granulaciones se encuentran de forma preferente en las membranas separando los músculos, su consistencia es a veces muy dura parecida al tejido óseo.

- Por último, es posible palpar zonas muy induradas e incluso calcificadas, estas comprenden un trayecto de varios milímetros, incluso centímetros.

Esta zona tiene la consistencia de hueso, percibimos a ese nivel la trasformación de un tejido blando a tejido óseo, para hacer frente a cargas demasiado importantes, la fascia, el ligamento, o el músculo se han calcificado.Este fenómeno de transformación de un tejido blando a hueso ha sido estudiado por el equipo de Reddi, han concluido que parece posible transformar el músculo en hueso gracias a la osteogenina. Este fenómeno se encuentra particularmente en el hombro, codo, ligamentos vertebrales profundos y ligamento plantar.

EVALUACIONES DE MOVILIDAD

El objetivo de la evaluación de movilidad es poner de manifiesto la perturbación de movilidad tanto de piel, ligamento víscera o articulación, la evaluación de movilidad sigue de forma natural a la evaluación palpatoria.

La evaluación de movilidad puede aplicarse en cualquier parte del cuerpo, cuanto más preciso sea el conocimiento palpatorio, más fina será la evaluación de movilidad y más eficaz será el tratamiento que derive de ella.

La evaluación de movilidad se hará siguiendo dos modalidades:

- De palanca
- Segmentaria

De palanca

Concierne a partes más extensas, la restricción en una determinada zona del cuerpo puede ser estrictamente local, pero también puede provenir de una tensión fascial, creando una cadena lesional larga.

La evaluación de palanca es de lo más clásico, flexión plantar, flexión dorsal, flexión de la cabeza o del tronco, etc. La ejecución de la evaluación no presenta ninguna dificultad, sin embargo, es más difícil determinar si la restricción es local o de palanca fascial. Con una cierta práctica se puede determinar fácilmente, es importante hacer esta distinción, puesto que las técnicas correctoras variarán de acuerdo a los parámetros restrictivos y de las zonas a evaluar.

Con gran frecuencia las evaluaciones de palanca son omitidas o incompletas, sin embargo, son las que demuestran de forma objetiva al paciente la mejoría aportada por el tratamiento, gracias a la ganancia de movilidad y a la sanación dolorosa.

Evaluación segmentaria

Es una evaluación muy específica que sirve para determinar un diagnóstico preciso, permite precisar la localización y profundidad de la fijación, permite invalidar o confirmar los datos recabados anteriormente, ya que sigue naturalmente a la evaluación de escucha y palpación.
El tratamiento será más preciso y eficaz cuanta mayor sea la precisión que se haya realizado la evaluación segmentaria.

Es importante que el terapeuta tenga conocimiento anatómico topográfico, procederemos desde la superficie a las zonas más profundas, yendo de la piel a las fascias periféricas y fascias profundas.

A nivel cutáneo

La zona profunda de la piel está unida a la fascia superficial, hemos visto que un problema profundo repercute a nivel cutáneo y crea modificaciones a ese nivel o incluso a un nivel de fijación, que va de la superficie a zonas más profundas.

La técnica consiste en movilizar muy ligeramente la piel todas las direcciones, se puede movilizar con toda la mano, dos o tres dedos, de acuerdo a la zona a evaluar, consiste en deslizar un plano de tejidos sobre otro.

El deslizamiento es equivalente en todos los sentidos, en caso de restricción el desplazamiento resulta más difícil, incluso imposible, lo que nos indica la zona de fijación y su dirección. Mediante una presión más acentuada podemos dirigirnos a zonas más profundas y evaluar también diferentes planos.

Evaluación del abdomen

Si hay una región del cuerpo donde las técnicas son pura aplicación anatómica, es sin duda la región abdominal, no es mi intención describir las diferentes evaluaciones de las vísceras, sin embargo, creo es muy importante insistir en la importancia de la palpación y de la evaluación de movilidad a nivel visceral.

Las evaluaciones de escucha son muy útiles para la orientación diagnostica, pero no son suficientes, se complementarán con la palpación y evaluaciones de movilidad. Además de poner en manifiesto una zona sensible o fijada, la palpación es un medio de conocer el estado de la zona que la evaluación de escucha ha indicado en restricción.

El problema que se plantea con el abdomen se refiere a la profundidad de la palpación y a la interposición de las diferentes estructuras, de donde proviene la dificultad para establecer un diagnóstico diferencial, sin embargo, con la práctica y el dominio perfecto de la anatomía es más fácil.

La palpación debe ser lo más precisa posible, según la estructura que se va a palpar unas veces debe ser profunda y a pesar de la dificultad de interposición, hacerse directamente sobre la zona considerada y no por simple proyección.

Si somos pacientes y precisos, las fascias nos dejaran pasar y de este modo se podrá palpar sin demasiada dificultad un mesenterio, un riñón por vía anterior o un músculo de Treiz. Esta palpación se sigue directamente de la evaluación de movilidad del segmento explorado.

La movilidad visceral varía mucho en función de los segmentos considerados, desde un estado muy fluido para los intestinos hasta la movilidad más limitada para el hígado o los ligamentos, incluso una movilidad casi nula por lo que respecta a un músculo, una fascia de Treiz o un mesenterio. Pero recordemos que cualquier tejido posee una cierta elasticidad, por lo tanto, esta es la que habrá de poner de manifiesto cuando nos dirijamos a una zona de movilidad menor.

La palpación y la evaluación de movilidad abdominal pueden ser desagradables incluso dolorosas para el paciente, sin embargo, la aparición de un dolor vivo puede hacernos adoptar la mayor reserva. Contrariamente a las fascias periféricas, que son la sede de dolores con frecuencia al límite de lo tolerable sin que ello indique obligatoriamente un problema grave. Al nivel visceral el mismo fenómeno suele tener un pronóstico más grave.

Cicatrices

Algunas cicatrices encierran en el tejido cicatricial cuerpos extraños que pueden perturbar los procesos fisiológicos y biológicos, las cicatrices pueden ser sede de fijaciones que darán lugar a una modificación de la viscoelasticidad de los tejidos y de este modo ocasionaran la disfunción de un órgano o segmento.

Es necesario valorar de manera sistemática todas las cicatrices:

- Palpar el tejido superficial y el borde cicatricial
- Movilizar el tejido cicatricial subyacente

Con la yema de los dedos, movilizaremos la zona circunscrita a la cicatriz en todos los planos procurando ir hacia adentro según su localización. En caso de fijación sentiremos una tira resistente que impide el deslizamiento, por regla general, la fijación se hace de forma preferente sobre un solo eje.

Adherencias

Las adherencias son debido a inflamaciones e infecciones, pero sobre todo por cicatrices. En general, las adherencias se encuentran a nivel visceral, (pelvis, abdomen y tórax). En disecciones, se ha mostrado puntos fibrosos que se han establecido entre la pleura y el pulmón.

Evaluación de las fascias periféricas

La modalidad es aproximadamente la misma en función del segmento considerado, no describiremos todas las evaluaciones de fascias, solo las que se realizan con más frecuencia.

1) Ligamento Plantar (figura 15)

- El paciente en decúbito prono
- El paciente realiza una flexión de rodilla de la extremidad a evaluar
- El terapeuta presiona el ligamento plantar, sentirá una cuerda bajo los dedos, si acentúa la presión el dolor se hará cada vez más intenso.
- En un segundo tiempo, tomar el borde interno del ligamento con la yema de los dedos para movilizarlo hacia el exterior. En caso de lesión el movimiento se ve limitado de inmediato y resulta particularmente doloroso para el paciente.

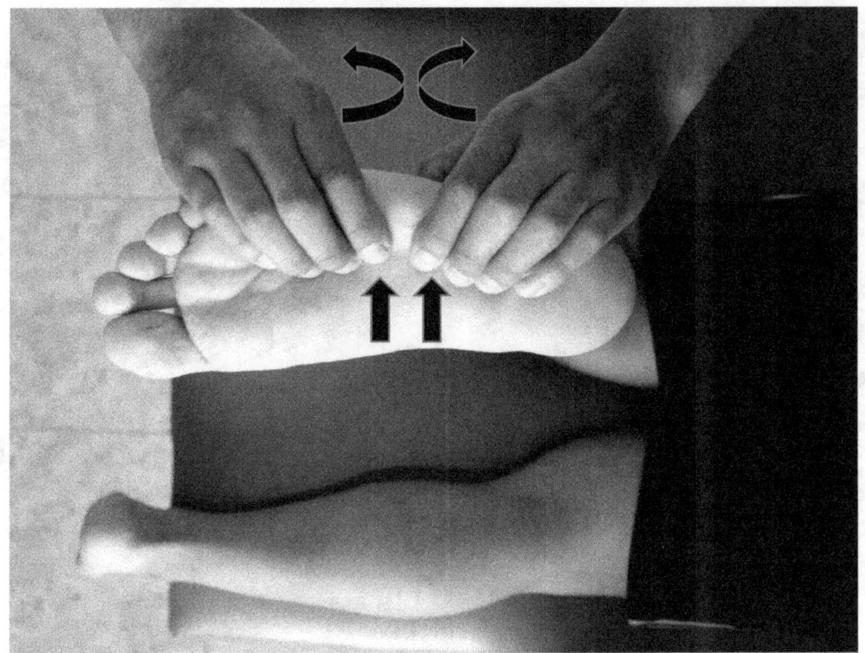

Figura 15

2) Fascia anterointerna de la pierna (figura 16)

Esta fascia descansa directamente sobre la tibia,

- El paciente en decúbito supino
- El terapeuta desliza la yema de los dedos desde el tobillo hasta la rodilla
- El deslizamiento puede hacerse con uno, dos o tres dedos

En caso de fijación percibiremos una zona cutánea edemática que detiene el deslizamiento, a este nivel movilizaremos la piel y la fascia subyacente. Esta movilización es muy limitada, la fascia parece pegada al periostio, algunas veces percibiremos una pequeña banda fascial a la que el dedo se sujeta.

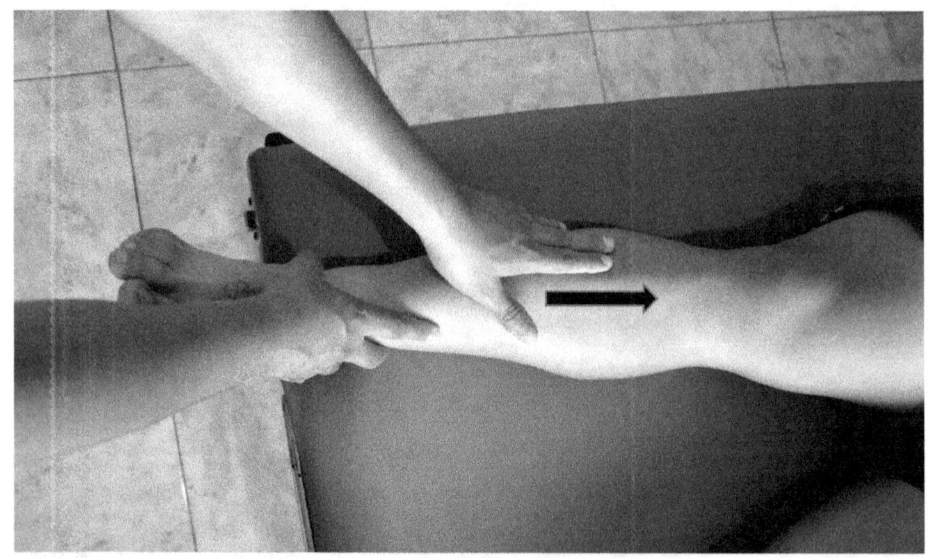

Figura 16

3) Compartimiento anteroexterno y posterointerno de la pierna (figura 17 y 18)

Se trata de explorar los planos entre las zonas aponeuromusculares y la tibia.

- El paciente en decúbito supino
- La rodilla en flexión de la extremidad a evaluar
- El terapeuta con la yema de los dedos pulgares explora en dirección cefálica el espacio osteomuscular del compartimento anteroexterno.
- Con la yema de los dedos explora el espacio osteomuscular posterior

En caso de fijación es muy difícil hacer penetrar los dedos en zonas profundas, además que el paciente sentirá dolor.

Esta evaluación es útil en secuelas de ciática, de fracturas, de esguinces o de dolores en la pantorrilla.

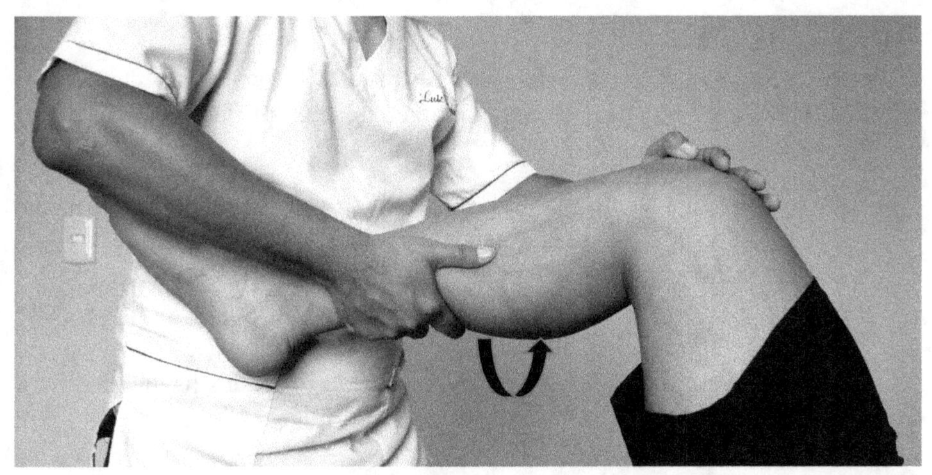

Figura 17

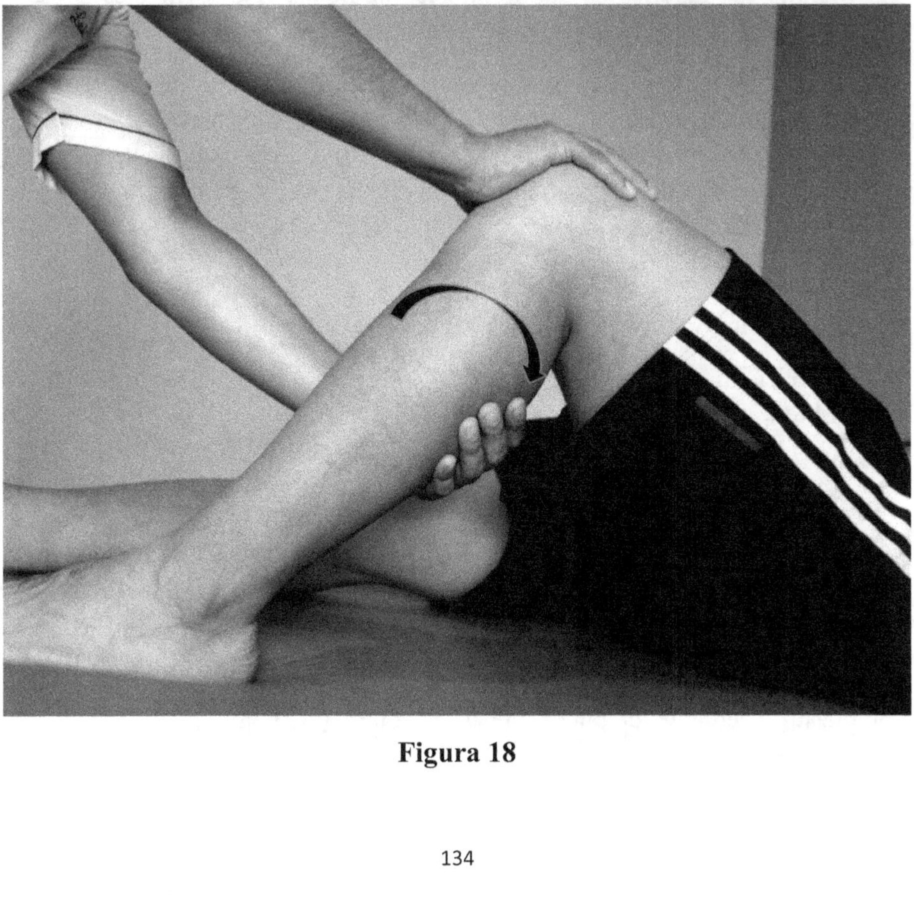

Figura 18

4) Fascia del Ciático

El nervio ciático está rodeado por una fascia que lo acompaña en toda su longitud, el nervio no se percibe durante una palpación profunda, no ocurre lo mismo si existe una patología.

- El paciente en decúbito prono
- El terapeuta se coloca lateralmente al paciente
- Comienza la palpación a nivel del pliegue glúteo
  El eje del ciático es el eje longitudinal del muslo, el eje de clivaje entre el bíceps femoral, el semitendinoso y semimembranoso
- Penetrar de forma progresiva con la yema de los dedos hacia adentro, a continuación, movilizar los planos profundos siguiendo el eje longitudinal y transversal.
- Descender de forma progresiva hasta el hueco poplíteo y de ahí hasta el tendón de Aquiles pasando entre los gemelos. A esos niveles a veces resulta útil colocar la pierna del paciente en una ligera flexión.

Si existe patología del ciático la movilización de los planos profundos es difícil y dolorosa para el paciente. En general las fijaciones suelen encontrarse en la parte superior del muslo y en medio de la pantorrilla, en la mayoría de los casos se trata de una zona de varios centímetros, algunas veces encontramos un solo punto de fijación muy corto.

5) Fascia Glútea y Paravertebrales (figura 19 y 20)

- El paciente en decúbito prono
- El terapeuta se coloca a un costado del paciente
- Con la yema de los dedos explora los puntos de inserción superior de los glúteos. Con mucha frecuencia a nivel de las crestas iliacas, encontramos bandas fasciales muy tensas y dolorosas que alteran la mecánica de la pelvis.
- Ascender con la yema de los dedos a lo largo de las fascias paravertebrales hasta la zona cervicodorsal e incluso cervicooccipital.

Si vamos hacia adentro lo suficiente, es frecuente percibir fascículos que rueden bajo nuestros dedos y que pueden alcanzar el tamaño de un dedo.

Una zona de tensión puede comenzar a nivel lumbar inferior y ascender sin interrupción bastante arriba, es interesante seguirla, ya que a menudo su punto final indica una lesión dorsal interrelacionada con la fijación lumbar.

A nivel dorsal superior pueden percibirse bandas fasciales oblicuas que están en relación con las uniones musculares mediales de la escapula y los serratos menores posteriores y superiores.

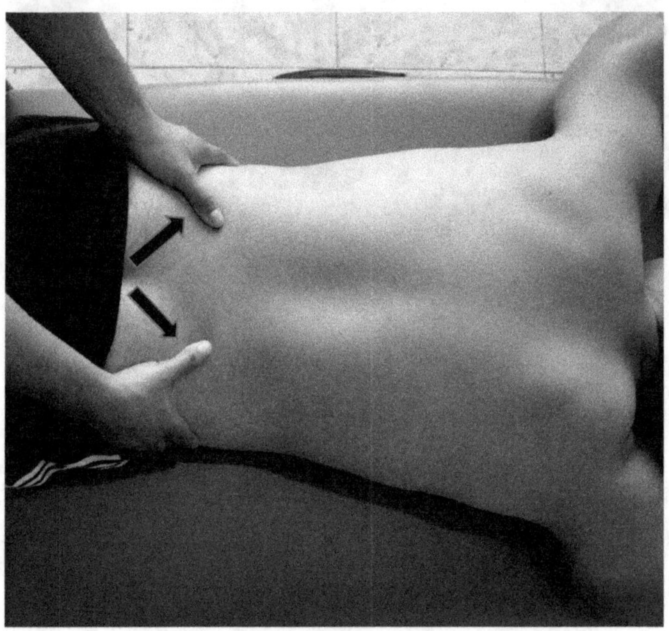

Figura 19

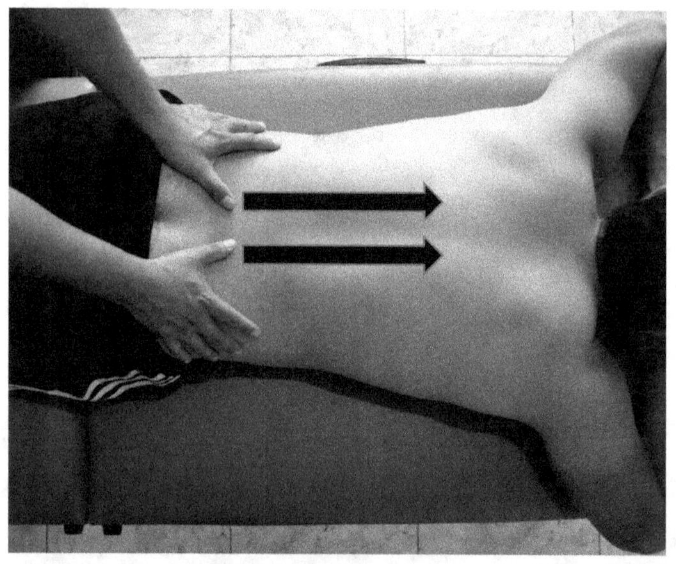

Figura 20

6) Fascia Toracolumbar (figura 21)

Cabe destacar la importancia de esta región, ya que es la zona de unión de grandes músculos e implica un control mecánico en la región lumbopélvica y actualmente es región de numerosos estudios y descubrimientos.

Algunos de los músculos asociados a la fascia toracolumbar son:

- Inserción directa: glúteo mayor, transverso del abdomen, oblicuo interno del abdomen y dorsal ancho.
- Inserción indirecta: Psoas Iliaco y Cuadrado lumbar
- Músculos encapsulados: extensor profundo, extensor superficial y multífidos.
- El paciente en decúbito prono
- El terapeuta se coloca a un costado del paciente
- Con la mano completamente plana, moviliza en todas direcciones, al identificar un sentido de restricción, corroborar con la evaluación de fascia glútea y paravertebral ya que suelen estar interrelacionados.

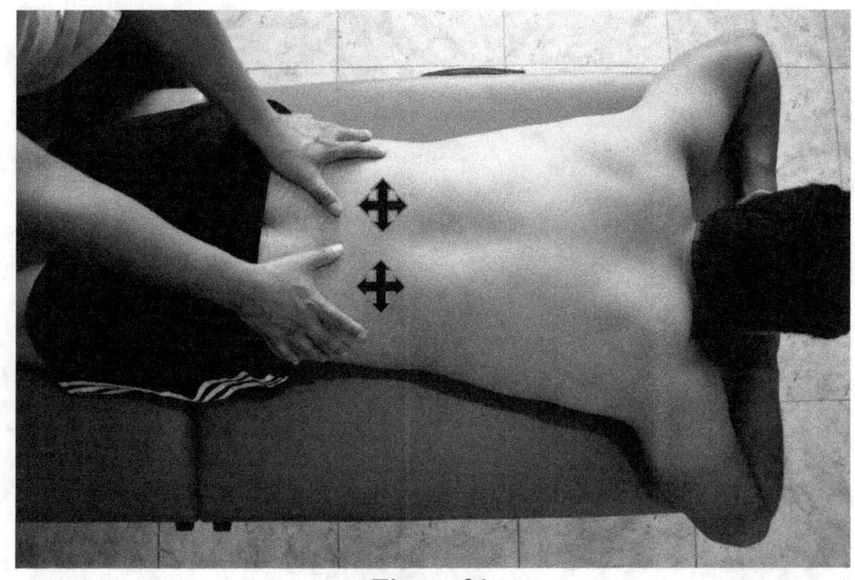

Figura 21

7) La Escapula (figura 22)

- El paciente decúbito prono
- El terapeuta se coloca a un costado del paciente y coloca las manos completamente planas en las escapulas del paciente.
- Movilizar estás en todas las direcciones para evaluar el deslizamiento de los planos subescapulares.
- Evaluar de forma electiva con la yema de los dedos la zona supraespinosa e infraespinosa.

A nivel de supraespinoso encontramos zonas de tensión dolorosas situadas entre los fascículos musculares y de dirección horizontal.

A nivel infraespinoso las zonas de tensión serán oblicuas en dirección al hombro, hallándose los puntos más elocuentes en el externo superior de la escapula.

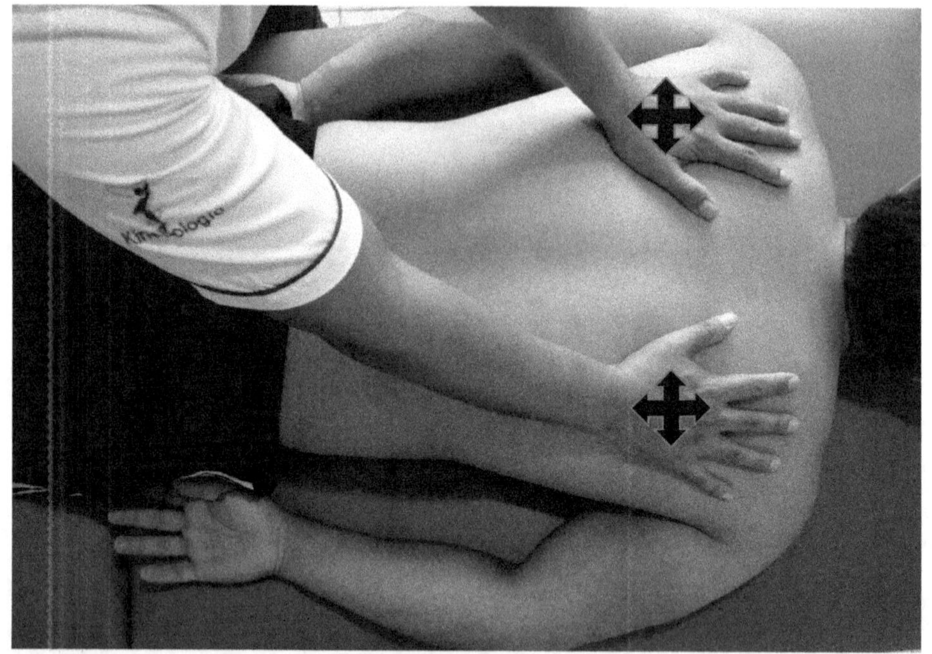

Figura 22

8) El Esternón (figura 23)

- El paciente decúbito supino
- El terapeuta se sitúa a un costado
- Poner la mano sobre el esternón completamente plana, como si fuese hacer una escucha.
- Movilizarlo en todos los sentidos

Para facilitar la maniobra, podemos entrecruzar las manos, un borde de la mano en la apéndice xifoides y el otro borde en la horquilla esternal, a nivel del esternón la fascia está directamente en contacto con el hueso.

- Deslizar la yema de los dedos a lo largo del esternón

En caso de lesión los dedos serán detenidos por una barrera fibrosa de dirección horizontal, a nivel de la línea media se encontrarán puntos de fijación a menudo hiperagudos, al igual que a nivel de las articulaciones esternocondrales.

El esternón es una zona muy solicitada, tanto ascendente como descendente, por lo tanto, las disfunciones fasciales serán frecuentes.

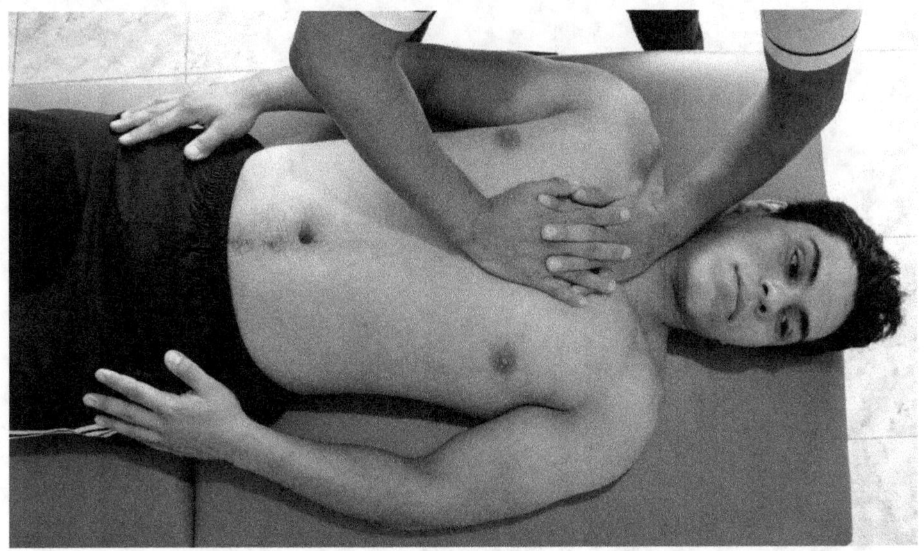

Figura 23

9) La Clavícula (figura 24 y 25)

La clavícula es un punto de relevo fascial y una zona de constante solicitación, además de sus relaciones subyacentes puede ser un elemento perturbador para el plexo braquial, la arteria subclavicular y las estructuras suprayacentes.

La evaluación se dirigirá sobre todo a las estructuras subclaviculares: aponeurosis clavi-perctoro-axilar, ligamento conoide, ligamento trapezoide y ligamento acromioclavicular.

- El paciente en decúbito supino
- El terapeuta se coloca a un costado del paciente
- El pulgar y el índice se hallan por encima y por debajo de la clavícula
- Introducirse de forma progresiva bajo esta y evaluar los tejidos blandos.

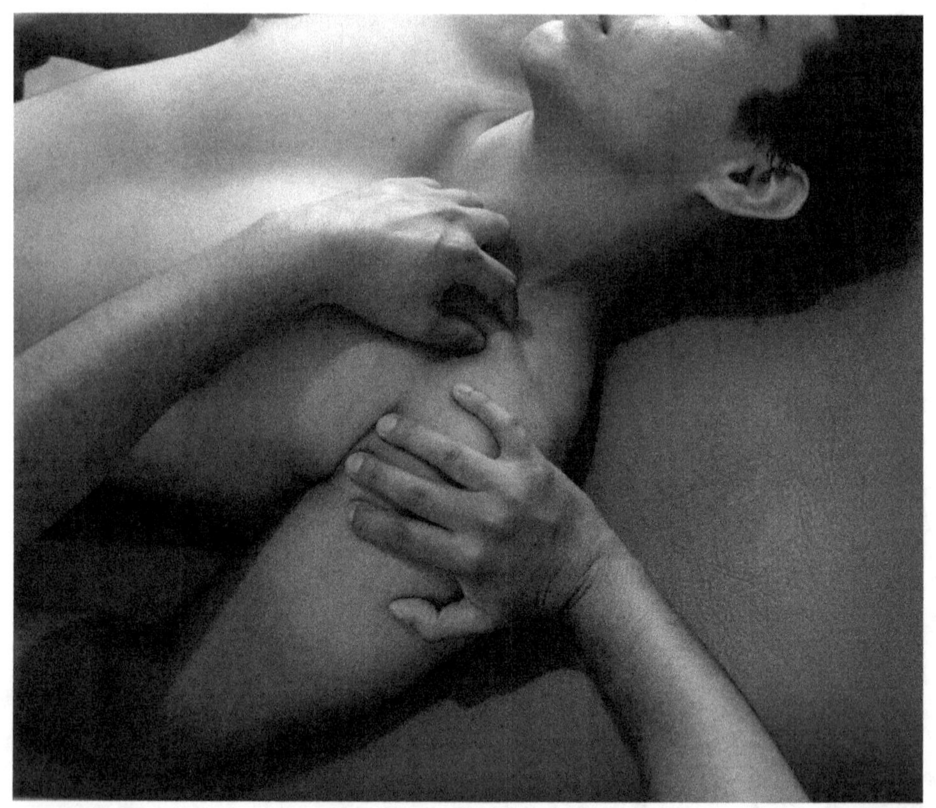

Figura 24

Si existe relación total, ambos dedos pueden ponerse en contacto entre sí.

En caso de lesión, la penetración se interrumpe de inmediato tanto por las tensiones y el dolor que presenta el paciente. Para facilitar la evaluación, puede levantarse el hombro con la otra mano, o colocar al paciente en decúbito lateral, en caso de tensión importante, esta posición facilitara la palpación.

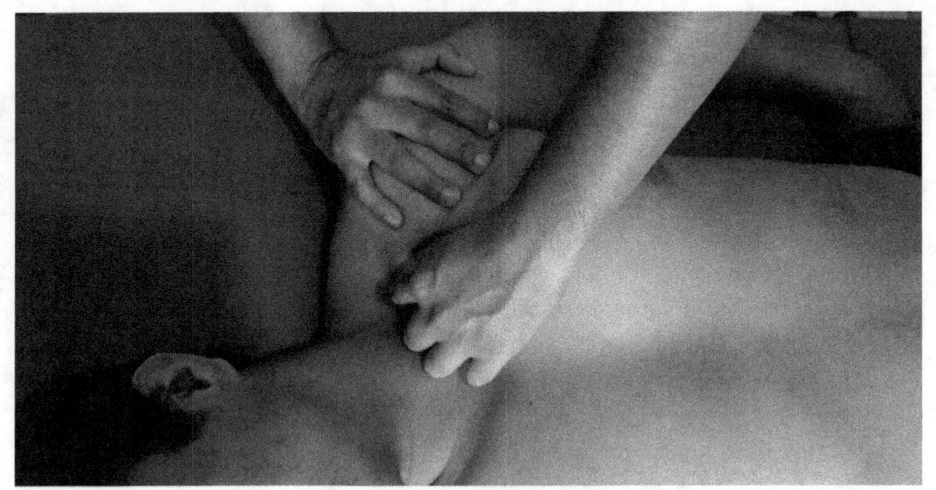

Figura 25

La zona del cuello es muy importante debido a que controla la laringe, la faringe y tiroides, está relacionado directamente con las cervicales, y en hioides desempeña un papel amortiguador y repartidor de las tensiones recibidas.

Desde el punto de vista mecánico el hioides y el cartílago tiroides están asociados con la voz, el cartílago tiroides necesita replegarse al hioides para permitir hacer su juego a los cartílagos aritenoides y de este modo hacer vibrar las cuerdas vocales.

Las cuerdas vocales poseen una vibración de unos 20,000 periodos y en las sopranos más altas pueden alcanzar las 36,000. Es evidente que cualquier alteración mecánica en la zona pueda repercutir en la voz.

En esta región, existe la evaluación del hioides, la evaluación de hioides – tiroides, por ser zona que implica bastante anatomía conjunta y es necesario evaluaciones de diferentes especialistas no haremos la descripción de estas evaluaciones, sin embargo, haremos la evaluación general del cuello, que esta nos da una visión general de la zona.

10) Evaluación Global de Cuello (figura 26)

- El sujeto en decúbito supino
- El terapeuta se coloca a un costado
- El terapeuta coloca una mano sobre la frente del paciente
- Toma el eje visceral del cuello entre tres dedos del lado contralateral y el pulgar del lado homolateral
- Realiza una rotación a la izquierda y al mismo tiempo una tracción a la derecha con la yema de los dedos.
- Realizar una rotación derecha y con el pulgar presionar ligeramente hacia la izquierda
- Para una mayor precisión, se puede tomar el eje del cuello entre el índice y el pulgar, movilizar de forma más segmentaria

Durante la fijación el desplazamiento hacia un lado es muy restringido, también en ese caso el dolor puede ser muy agudo. Es muy frecuente, sobre todo a nivel tiroides – cricoides, que cuando se moviliza el lado fijado se desencadene el reflejo de la tos.

En la evaluación global del cuello no es raro constatar los siguientes fenómenos:

- Un ruido de frotamiento, en ciertos casos puede ser muy importante
- Un dolor vivo provocado durante el estiramiento a nivel de una vértebra cervical.

En ciertos sujetos el ruido de frotamiento no tiene ninguna importancia, lo que no es normal es que se acompañe de dolor, en especial de dolor en zona retrofaríngea y que se proyecte a las cervicales.

No olvidemos que el eje visceral del cuello está unido a los tubérculos anteriores de las apófisis transversas mediante tractos fibrosos de dirección anteroposterior, por ello el dolor vivo presentado, con frecuencia corresponde con los síntomas descritos por el paciente a dicho nivel.

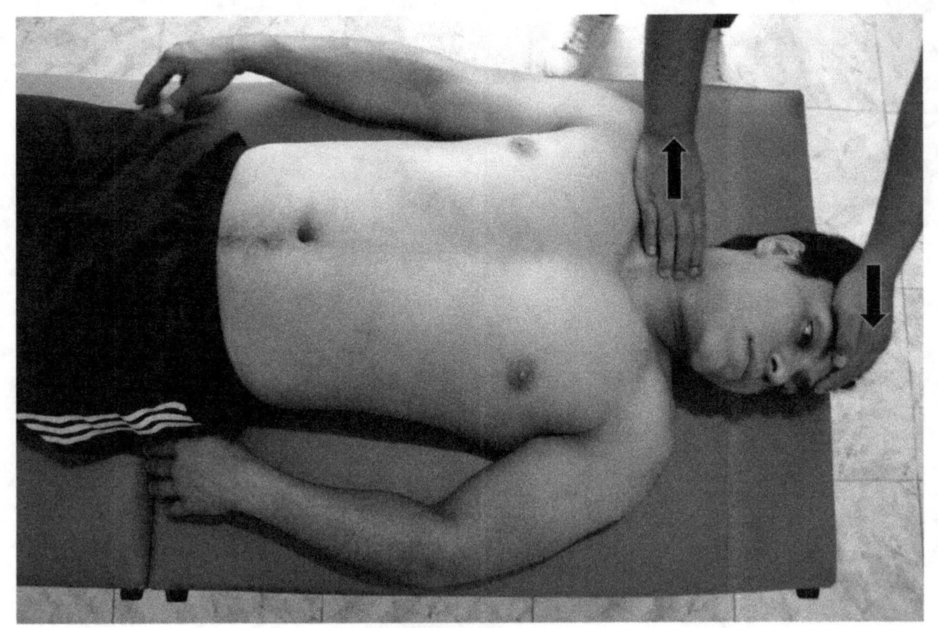

Figura 26

Capítulo 10

Tratamiento sobre la Fascia

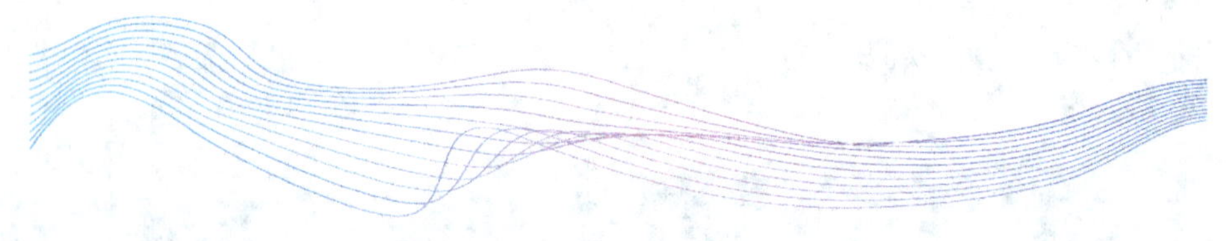

Al utilizar técnicas sobre el sistema miofascial realizamos una estimulación mecánica del tejido conectivo, como consecuencia se genera una más eficiente circulación de los anticuerpos de la sustancia fundamental, un incremento de suministros sanguíneos hacia los sitios de restricción a través de la liberación de la histamina, una correcta orientación en la producción de fibroblastos, un mayor suministro de sangre hacia el tejido nervioso, un incremento del flujo de los metabolitos desde y hacia los tejidos acelerando el proceso de curación.

Una correcta movilidad del tejido es indispensable para el intercambio correcto de los fluidos corporales, si la movilidad se encuentra reducida, altera la circulación sanguínea volviéndose lenta y pesada lo que puede llevar en caso extremo a una isquemia. Este cambio por lo general marca el inicio de serios problemas en el cuerpo. Las restricciones creadas por la deficiencia motora del sistema miofascial facilitan la creación de puntos gatillo y producen isquemia, lo que lleva al deterioro de la calidad de las fibras musculares. En consecuencia, por una excesiva estimulación en la producción de colágeno, se crea la fibrosis del sistema miofascial facilitando automáticamente la formación de las áreas de atrapamiento (Barlow 1993, Barnes 1990, Hamwee 1999, Evans 1980).

Cualquier restricción en el sistema miofascial desencadena la formación de las reacciones referidas en distintas partes del cuerpo, muchas veces muy distantes del sitio de la restricción primaria. Los receptores tipo C y Delta son atrapados en la envoltura del tejido fascial, por lo tanto, el paciente empezará a sentir hipersensibilidad y dolor local, sin embargo, la respuesta del sistema nervioso podrá generar respuesta a distancia, este proceso facilitará las reacciones dirigidas al segmento espinal lo que reproducirá en respuesta la hipertonicidad de los músculos paravertebrales en el mismo nivel.

El estímulo patológico pudiera llegar hasta el sistema nervioso, llegando así las señales hasta el tálamo estimulando los centros corticales y alterando la calidad de la percepción.

Estas señales alcanzarían también las áreas límbicas del cerebro debajo del tálamo, lo que producirá la alteración de las emociones interfiriendo en el proceso de homeostasis corporal.

Desarrollada de esta manera, la inestabilidad funcional del cuerpo, dificulta una respuesta favorable en la aplicación de los diversos tipos de tratamientos (Barnes 1990, Cantu 2001, Korr 1975, Schultz 1996).

Un sistema miofascial que se encuentra en un largo proceso de inmovilización tiende a doler, no es fácil liberar al paciente de este tipo de dolencias, el tratamiento del paciente con una disfunción del sistema miofascial es más difícil de efectuar que el tratamiento de un paciente con una contractura muscular.

La forma que se liberan las restricciones miofasciales es aflojándolas, estirándolas o rompiéndolas, inclusive después de liberar el tejido, en un cierto periodo puede retraerse y restringirse de nuevo. Debemos tener en cuenta que el paciente con restricción miofascial en determinada región por lesión, en autodefensa se autolimita y se convierte en una persona hipomóvil y rígida.

Toda agresión cualquiera que sea su origen, irá seguida de una modificación en el seno de los tejidos (cambio de textura) que se volverá granulosa, edematizada o indurada, con aumento de la sensibilidad miofascial. Esta modificación, por fenómenos bioquímicos y biomecánicos implicará una disfunción de las fascias, disfunción que generará un cambio en el comportamiento fisiológico de un segmento o de un órgano.

Si la agresión es demasiado importante o persiste durante demasiado tiempo genera cambios en la sustancia fundamental y célula, esto provoca un desajuste en el interior de la célula, desajuste que evoluciona hacia la cronicidad, incluso hacia la morbilidad.

El cambio de los tejidos pude ser inmediato o aparecer unos días posteriores al evento lesional, el tratamiento debe realizarse lo antes posible y comenzar preferentemente con un trabajo tisular.

Las modificaciones en el interior del tejido conectivo repercuten en el sistema simpático y sensitivo, esta situación generara influjos aferentes perturbados, que, a su vez, causa un estado de facilitación medular que creara u circulo vicioso autosostenido, la persistencia de la lesión del tejido conectivo implicara a mayor o menor plazo el fenómeno lesional autosostenido, puesto que estará en juego el sistema neurológico, un estado de origen de facilitación, si no se interrumpe conducirá a fenómenos degenerativos que perturbaran las funciones fisiológicas.

Por lo tanto, el objetivo del tratamiento delas fascias es interrumpir ese círculo vicioso y corregir espasmos, tensiones e irritaciones tisulares para que las fascias recuperen su estado funcional.

La liberación de los tejidos y la corrección de las posturas son muy importantes para el mantenimiento de una buena hemodinámica, si la hemodinámica no está alterada, los cambios tisulares se realizarán con toda normalidad, los tejidos estarán bien vascularizados y por lo tanto recibirán todos los elementos necesarios para su función.

El principio general del tratamiento de la fascia es restablecer su función, en primer tiempo restablecer su motilidad y su movilidad, seguido por la restauración de la hemodinámica.

El tratamiento es la prolongación de la evaluación, el terapeuta instaura un diálogo con la fascia por medio del contacto con su mano en la evaluación, este dialogo permite descifrar el mensaje emitido por las fascias, la mayoría de las correcciones fasciales son inducidas de forma directa por la evaluación, por lo tanto, cuando se detecte una perturbación en la fascia habrá que continuar el dialogo con ella, es decir, habrá que suministrarle la ayuda necesaria para suprimir la fijación.

El terapeuta en la evaluación está en modo pasivo - recepción, al aplicar el tratamiento cambia a modo activo - operativo, para estar en este punto debe reunir las siguientes dos condiciones:

- Precisión
- Elección de técnica

Precisión

Es indispensable para el éxito del tratamiento, cuanto más precisa sea la palpación, más pronto estableceremos el dialogo con la fascia, por consiguiente, obtendremos la relajación de las tensiones y restablecimiento del tejido y sus funciones.

Cuanto más preciso y adecuado sea el impulso, más fácil le resultará a la fascia "dialogar" con el terapeuta y más dispuesta estará a dejarse tratar.

Elección de técnica

Para hacer una correcta evaluación habrá que tomar en cuenta la zona a tratar, distorsiones encontradas, tipo de tejido y la patología en general. Si nuestra elección es correcta la posibilidad de que sea exitoso el tratamiento será máxima.

El tratamiento sobre la Fascia o Sistema Miofascial implica varias modalidades y técnicas, los principales objetivos es el alivio del dolor, el incremento de la movilidad y funcionalidad articular. Las terapias manuales engloban un amplio número de técnicas las cuales buscan el restablecimiento del sistema, así como una elongación (desenvolvimiento) optima y permanente de los tejidos conectivos.

Los terapeutas manuales utilizan técnicas más específicas para devolver el equilibrio entre las fuerzas de tensión y compresión (biotensegridad) del tejido conectivo, liberando la estructura de restricciones indeseadas.

Existe un conjunto de maniobras que buscan la liberación del tejido conectivo, son maniobras (mayormente manuales) utilizadas para tratar las distintas restricciones fasciales, por medio de ellas se busca el restablecimiento del sistema mediante presiones mantenidas o en deslizamiento sobre los puntos de restricción anteriormente evaluados.

Para poder restablecer el equilibrio entre las fuerzas de tensión y compresión (tensegridad – el Dr. Ingber en el año 1993 traslado ese entorno arquitectónico al entorno celular; estructuras que mantienen su integridad gracias a un equilibrio de fuerzas de tensión continuas por toda la estructura que se oponen a fuerzas de compresión discontinuas, integridad tensional) el tejido debe utilizar mecanismos de transmisión de señales celulares, vía mecanoreceptores para así poder proporcionar los cambios necesarios, estos mecanismos de transmisión de señales tendrán lugar a través de fenómenos conocidos como: Mecanotransducción y Piezoelectricidad.

Mecanotransducción

Son los mecanismos moleculares por los cuales las células perciben fuerzas mecánicas y las convierten en cambios en la bioquímica intracelular y la expresión génica. Es el fenómeno por el que las fuerzas aplicadas a las células mediante la distorsión de su membrana celular se trasforman en cambios bioquímicos y genéticos relevantes.

Las integrinas (glicoproteínas responsables de la unión entre células de colágeno y la matriz extracelular) son las moléculas que median en el contacto físico e informacional entre el interior de las células y la matriz extracelular. Como consecuencia de una mecanoestimulación, siempre que sean necesario se desencadenan cambios que afectan a la morfología y función de este tejido.

Piezoelectricidad

Se puede definir como la generación de electricidad cuando un material piezoeléctrico se somete a una situación de tensión / presión mecánica. Cualquier material que esté sometido a soportar la tensión de una carga mecánica, se deforma, aunque solo sea ligeramente, obligando a que ocurran uniones forzosas entre las moléculas. En el caso de material biológico, la consecuencia es la generación de una suave corriente eléctrica a través del mismo, conocida como carga piezo (presión) eléctrica. Esas cargas eléctricas pueden ser interpretadas por las células del tejido conectivo, que a su vez responden aumentando, disminuyendo, o modificando la distribución de las unidades intercelulares de la zona.

En el cuerpo humano, los huesos, la piel, las proteínas, el ADN, entre otros, son sustancias piezoeléctricas, cristales y semiconductoras, son sustancias sensibles y con capacidad de respuesta frente a cambios de presión y fuerza, exposición a cambios eléctricos y magnéticos, cambios de temperatura, PH, hidratación, concentración de iones orgánicos, por lo tanto, las sustancias piezoeléctricas pueden interferir en todas las capacidades referidas cuando son sometidas a tensiones mecánicas.

A través de los fenómenos de Mecanotransducción y Piezoelectricidad podemos interpretar que los estímulos mecánicos que intervengan en el tejido conectivo y sus fuerzas de tensegridad, desencadenan respuestas celulares secundarias (ej. aumento o disminución de producción de colágeno) sobre los tejidos fasciales, facilitando la comunicación celular para una interacción constante.

Tenemos claro que buscamos reestablecer el correcto funcionamiento del sistema miofascial y los fenómenos a tomar en cuenta para la elección de la técnica, habrá que hacer una correcta evaluación y tomar en cuenta el mecanismo fisiológico que generará dicha aplicación.

En la actualidad existen varios conceptos y métodos para el tratamiento de la fascia, en algunos solo es necesario la mano u otra parte del cuerpo del terapeuta, a las cuales me refiero como técnicas manuales, en otras modalidades se requiere algún tipo de "accesorio", a las cuales hago referencia como técnicas instrumentales.

Técnicas Manuales:

- Rolfing
- Inducción Miofascial
- Liberación Fascial Activa
- Anclaje Miofascial
- Manipulación Fascial
- Rolling Neuromiofascial

Rolfing

El Método de Integración Estructural o Rolfing debe su nombre a la doctora estadounidense Ida P. Rolf (1896 - 1979). Doctora en Bioquímica por la Universidad de Columbia, desarrolló parte su trabajo en el renombrado Instituto Rockefeller de Investigación Médica de Nueva York, allí se especializó en el estudio del tejido conectivo para más tarde ampliar su bagaje profesional estudiando Matemáticas, Física y Medicina Homeopática.

Poco dispuesta a aceptar las limitaciones de la medicina de su tiempo, amplió su aprendizaje médico con materias que incluían la Osteopatía o la Quiropraxia y disciplinas mentales como el Yoga y el Estudio de la Conciencia de Korzybski.

Todo ello le aportó una comprensión nueva y profunda del cuerpo humano cuyas investigaciones desembocaron en el desarrollo del Método de Integración Estructural, más conocido como Rolfing.

El Rolfing es un método de terapia manual que, a través de manipulaciones profundas del tejido conectivo y la reeducación del movimiento, busca recuperar el equilibrio natural del cuerpo. Teniendo en cuenta la fuerza que ejerce la gravedad sobre nosotros, todo ello se observa en una mejora de la postura, alivio de tensiones y dolores, aumento de la estabilidad, la flexibilidad y el bienestar corporal global.

El terapeuta manipula la fascia por medio de presiones ejercidas directamente sobre el cuerpo de la persona, eliminando así las restricciones de este tejido y reorganizando la estructura corporal para obtener una mayor eficacia en su funcionamiento.

El Rolfing se caracteriza por dos aspectos entrelazados que no solemos encontrar en ninguna otra práctica somática: La adaptación adecuada del cuerpo a la gravedad, que va a generar como resultado; más equilibrio físico, mayor calidad de movimiento y mayor fluidez., Que en conjunto proporcionan una sensación global de bienestar. Las fascias se moldean en función de su relación en interdependencia con la gravedad, bajo este principio, una buena adaptación de las fascias permite que la gravedad influya positivamente en el cuerpo, aportándole más economía del movimiento y un mayor ahorro energético.

La gravedad, sin pretender aclarar su significado desde el punto de vista de la física, es una experiencia corporal que nos acompaña a lo largo de toda nuestra vida. Es el influjo que la Tierra tiene sobre los cuerpos y es la constante, respecto a la cual debemos equilibrarnos, la gravedad nos permite movernos con libertad si le dejamos que una parte actúe de punto estable, fijando la referencia para el movimiento, así nuestro cuerpo se podrá expandir en el espacio sin perder su estabilidad y organización adecuada.

La gravedad en el Rolfing es muy importante, es el componente clave y fundamental para que un cuerpo que cambie y se organice mejor, pueda mantener este cambio. Porque si el cuerpo cambia en referencia a las demandas de la gravedad, el organismo, que posee órganos especializados para captar y reaccionar a este campo gravitatorio, podrá organizarse a sí mismo de forma natural y sin esfuerzo, permitiendo que la gravedad lo moldee y actúe en su beneficio, y no deformándolo cada día más; como es el caso de los cuerpos mal organizados, con los hombros encogidos, la cabeza adelantada, la espalda plana o excesivamente encorvada, etc. que por experiencia sabemos que con la edad empeoran.

La relación con la gravedad no ha sido buena para el ser humano en la posición erecta, ya que la verticalidad de su postura, ha exigido a la estructura corporal una nueva organización en el espacio; adecuada al campo gravitatorio, para que el cuerpo se pueda mover sin perder su estabilidad y equilibrio sobre dos pies, es, por tanto, un proceso evolutivo en desarrollo.

Las actividades repetitivas que realizamos contribuyen cada día más a la ineficiencia de nuestra organización postural, el Rolfing es una ayuda para facilitar este proceso en la evolución y mejorar esas desviaciones de la economía y buena relación con el suelo para conseguir una estructura sana y moldeable.

La distribución de los distintos componentes del cuerpo en la gravedad, se realiza por la disposición equilibrada de estos, dentro de la red fascial, El trabajo del Rolfing consiste en regular las tensiones que se generan en dicha red fascial, para mantener este en equilibrio y coordinación, el Rolfing trata pues las relaciones de tensión y equilibrio que se establecen entre los distintos volúmenes corporales según sus diferentes planos y dimensiones en el espacio.

El eje central más determinante sería la línea vertical, respecto a la gravedad, alrededor de la cual los diferentes componentes deben encontrar una relación de tensiones equilibrada. El terapeuta rolfer, evalúa el movimiento según su fluidez y libertad de todas las partes del cuerpo en relación a la constante gravitatoria, antes de moverse hay que orientarse en el espacio y el suelo que pisamos, si esto no sucede, el movimiento será pobre, descoordinado y acabará sucumbiendo a las tensiones predominantes que vienen de la fuerza de la gravedad.

En definitiva, el trabajo del Rolfing va más allá de tratar los patrones que mantiene la fascia, hacia una mejora en la percepción sensorial y en la coordinación, y que consigue mediante la educación en el uso del cuerpo y en sus movimientos.

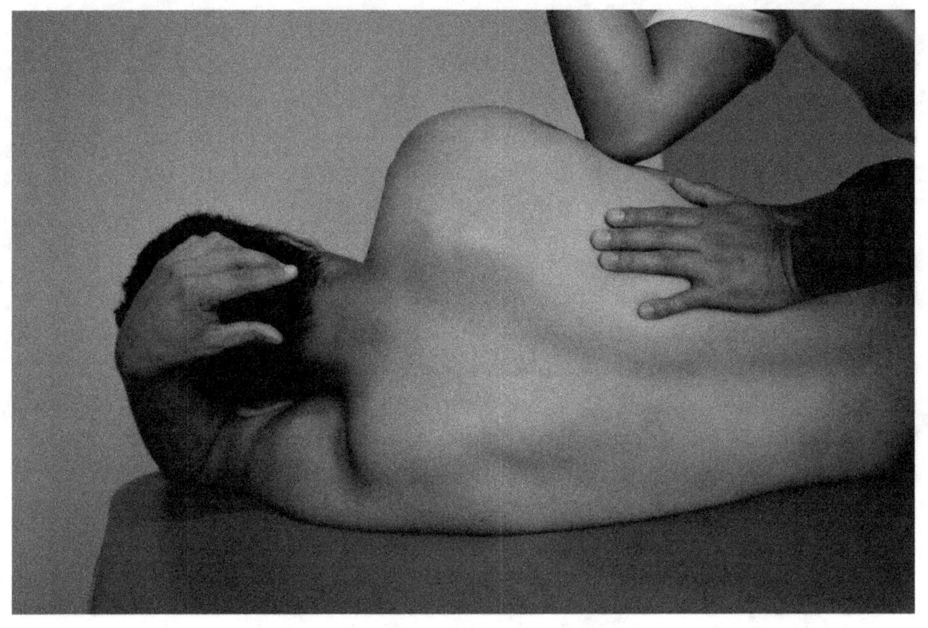

Integración Estructural Rolfing

Inducción Miofascial

La Inducción Miofascial (MIT) es un concepto terapéutico, perteneciente a la terapia manual, dirigido al restablecimiento funcional del alterado sistema fascial. La MIT es un proceso de evaluación y tratamiento en el cual el terapeuta, transfiere una ligera fuerza (tracción y/o compresión) al tejido conectivo, facilitando la recuperación de la calidad del sistema fascial.
El término "inducción" está relacionado con la facilitación del movimiento en vez de un estiramiento pasivo del sistema fascial, el resultado es una reacción recíproca del cuerpo que implica la reacción bioquímica y metabólica de la señalización, y finalmente, las respuestas fisiológicas, este proceso pretende remodelar la calidad de la matriz extracelular del tejido conectivo para facilitar y optimizar la transferencia de información hacia y dentro del sistema miofascial.

Es un proceso concentrado, controlado por el sistema nervioso central, en el cual el terapeuta actúa como facilitador, la acción terapéutica se concentra en la provisión de recursos para el ajuste del equilibrio homeostático óptimo, el objetivo final no es el establecimiento de jerarquías estables sino de facilitación de una adaptación óptima a las demandas del entorno.

En la inducción miofascial, el terapeuta aplica al sistema fascial un impulso manual de baja intensidad, se utiliza un impulso tensional (tracción y/o compresión) prolongado en el tiempo, a través de él se facilita la recuperación de la calidad del tejido fascial (matriz extracelular), este proceso es mediado por mecanismos moleculares asociados a mecanotransducción celular, piezoelectricidad, viscoelasticidad y regulado "a tiempo real" por el sistema nervioso central. Se trata principalmente de un proceso instructivo, en la búsqueda de un nuevo y óptimo nivel homeostático a través de la recuperación del rango de movimiento, una tensión adecuada, la fuerza y la coordinación.

El resultado final se transmite en una mejor funcionalidad con un gasto energético menor. El resultado (cambio en la imagen corporal, mejoras en las habilidades funcionales) debería ser evaluado y valorado no solo por el terapeuta sino también por el paciente.

La disfunción del sistema miofascial, se define como la alteración de la altamente organizada onda de movimientos especializados y la consecuente inadecuada transmisión de la información a través de la matriz extracelular. Los patrones disfuncionales del movimiento podrían facilitar variaciones en la respuesta de mecanotransducción (conversión del impulso mecánico en la respuesta química), con la consecuente iniciación de los mecanismos moleculares desencadenantes de la enfermedad.

La inducción miofascial se efectúa en dos etapas:

- Técnicas superficiales: para eliminar la restricción de los componentes y / o las restricciones locales.
  a) Deslizamiento en forma de "J"
  b) Deslizamiento transverso
  c) Deslizamiento longitudinal

- Técnicas profundas de inducción miofascial: para la liberación de los componentes colagenosos.

  a) Manos cruzadas
  b) Planos transversos

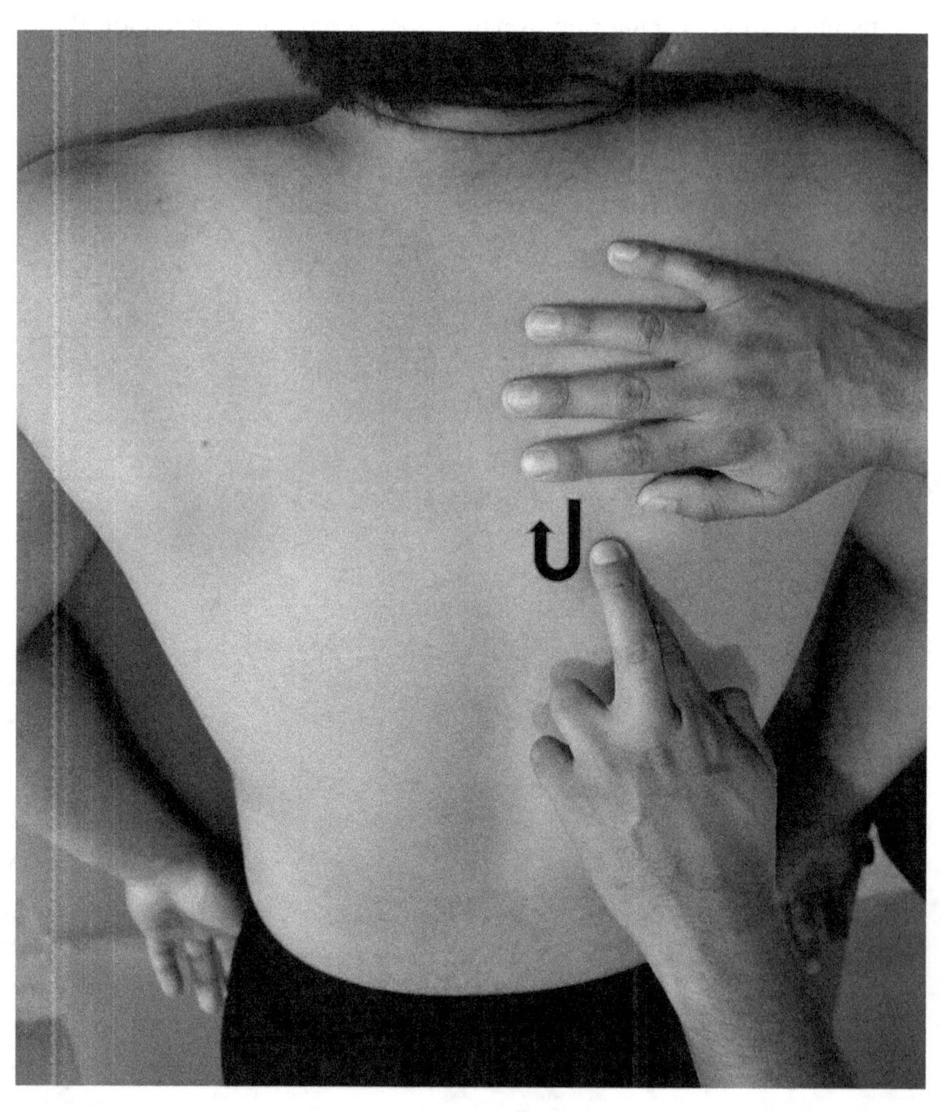

MIT Deslizamiento en "J"

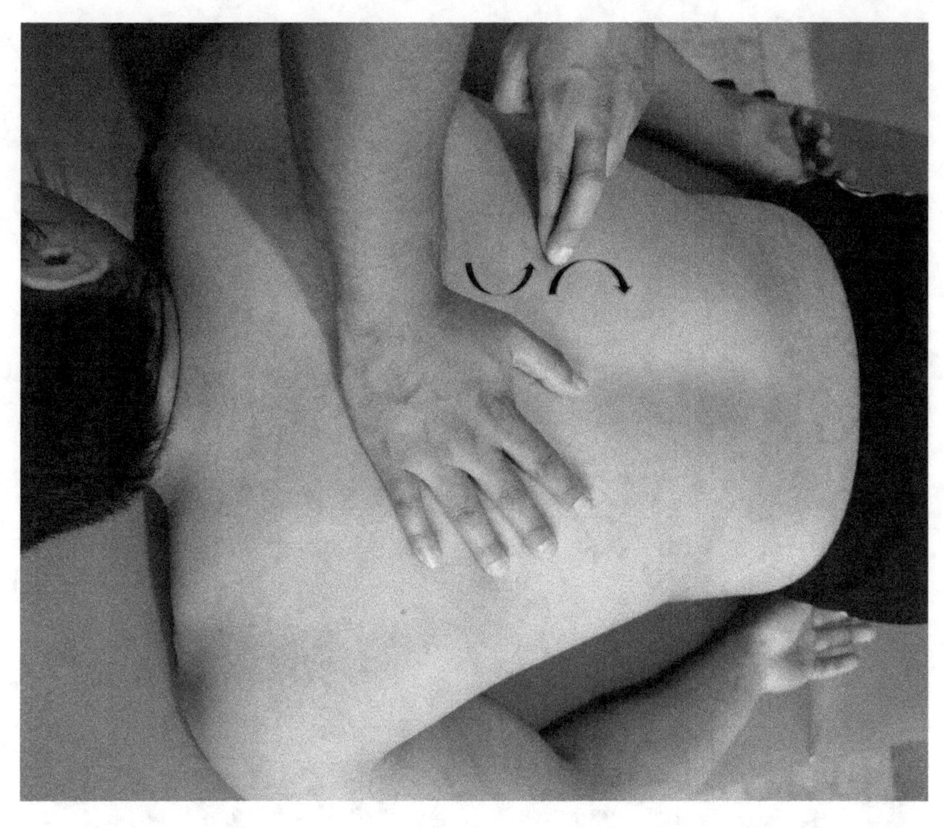

MIT Deslizamiento en "Transverso"

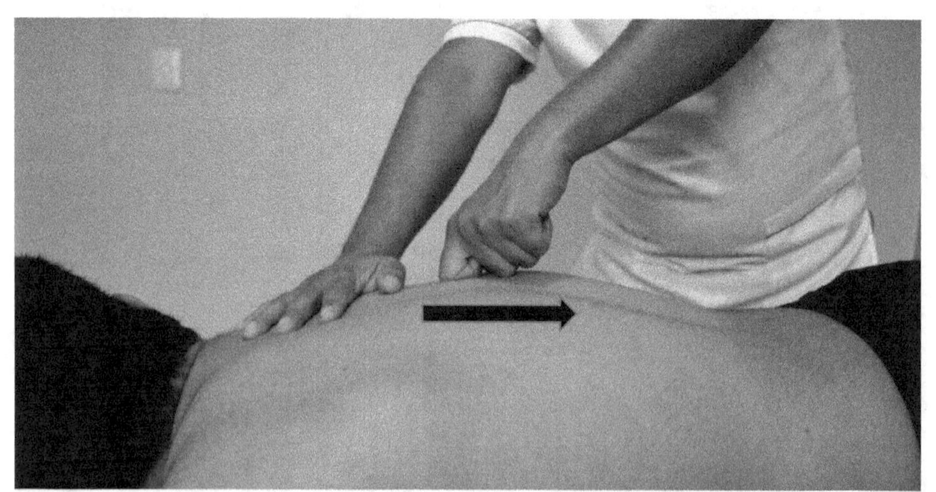

MIT Deslizamiento "Longitudinal"

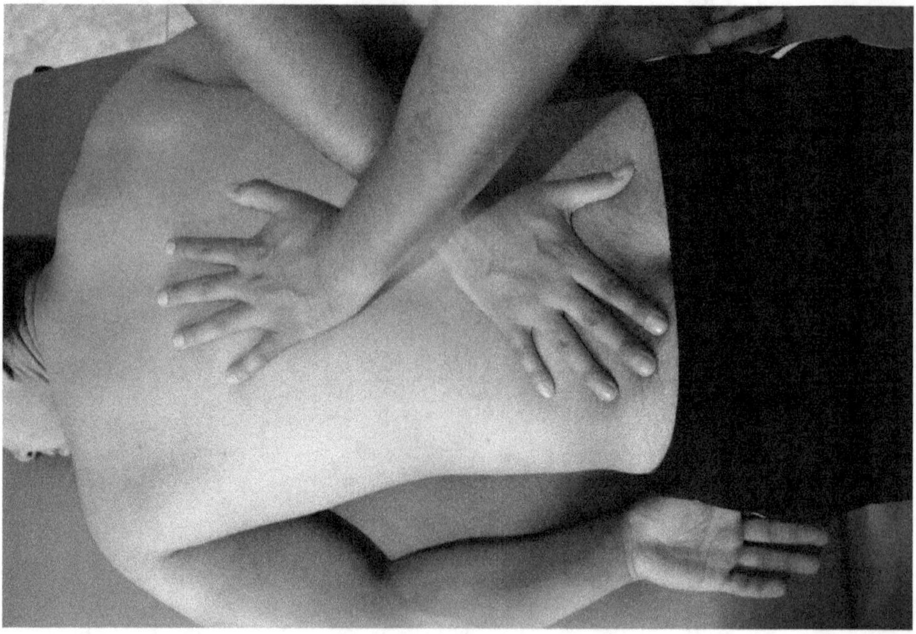

MIT Manos Cruzadas

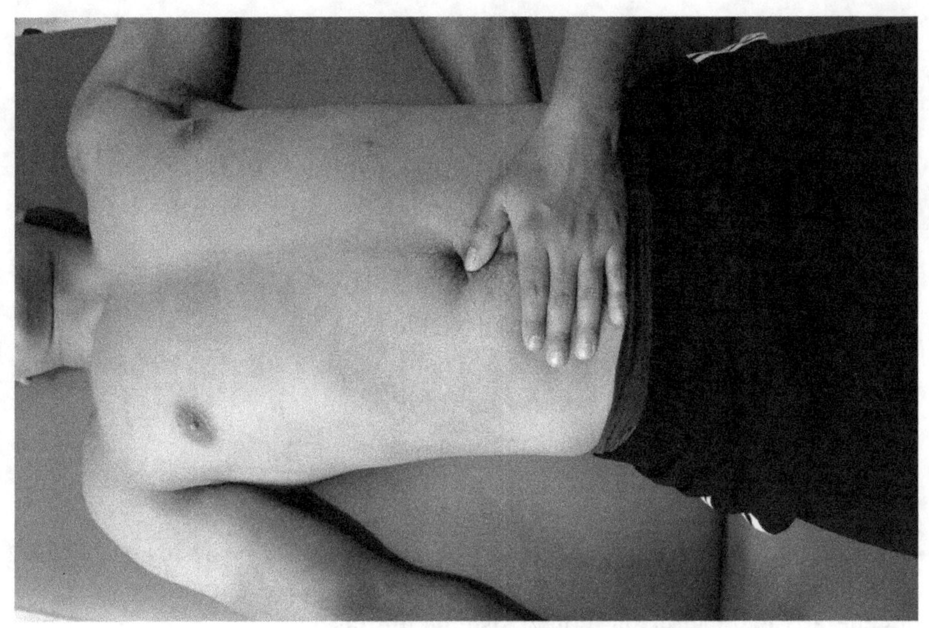

MIT Planos Transversos

Recomendaciones generales para MIT:

- Disfunciones del sistema nervioso (central y periférico)
- Trastornos del suelo pélvico
- Disfunciones de los sistemas circulatorios
- Disfunción de la ATM
- Lesiones deportivas
- Trastornos respiratorios

Objetivos específicos MIT:

- Movilizar las restricciones fasciales superficiales
- Cambiar la "actitud estacionaria" de las estructuras colágenas
- Facilitar la recuperación de las propiedades de deslizamiento de la matriz extracelular
- Estimular la orientación fisiológica en la mecánica de fibroblastos
- Evitar la formación de adherencias de tejido
- Adquirir una circulación más eficiente de los anticuerpos en la matriz
- Mejorar el suministro de sangre (liberación de histamina)
- Mejorar el suministro de sangre al sistema nervioso

La aplicación de la MIT es recomendada principalmente para los pacientes con disfunciones ortopédicas, neuro-ortopédicas, post-traumáticas y degenerativas relacionadas con el sistema miofascial.

Liberación Fascial Activa

La Liberación Fascial Activa se desarrolló en el año 2012, en Reino Unido por James Earls, James entrenó con Tom Myers, el creador del modelo Anatomy Trains, y estudió los principios del movimiento funcional con Gary Gray. La Liberación Fascial Activa tiene como objetivo reunir lo mejor de estos dos modelos para brindarle una herramienta de tratamiento inmediata y efectiva. Es un enfoque combinado de la terapia manual que utiliza una variedad de conexiones de diferentes tejidos para corregir la disfunción del movimiento. Liberación Fascial Activa trabaja con el paciente en gravedad y con movimiento, LFA trabajo todos los sistemas involucrados en rangos complejos, el terapeuta puede ajustar la tensión y la reducación de los tejidos manipulando las variables de postura y movimiento junto con la dirección, el grado y la velocidad de movimiento.

Desde 2012 se han impartido talleres en Europa, Australia, Estados Unidos, Perú, Ecuador, Argentina y Uruguay.

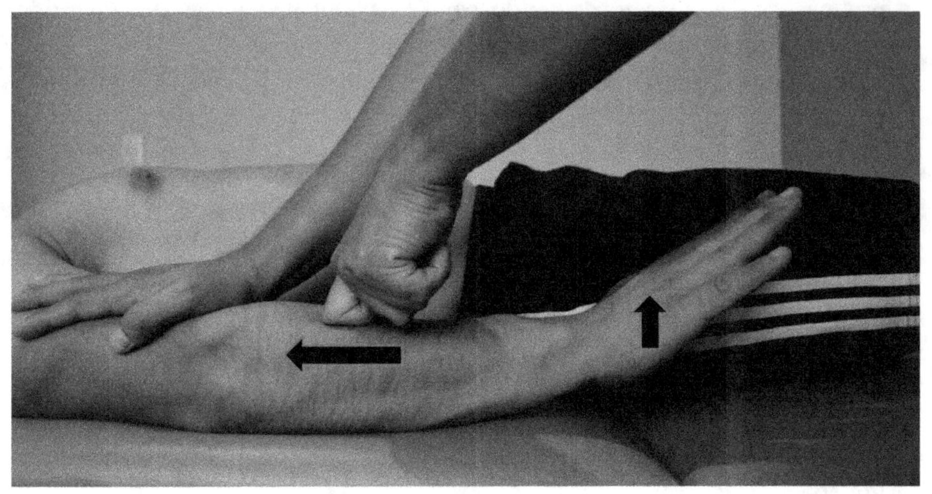

Liberación Fascial Activa

Anclaje Miofascial

El Anclaje Miofascial nació a mediados del año 2006, por Luis Herrera en Argentina, el Anclaje Miofascial es una variedad de estiramiento, es efectuada desde hace varios años, se puede incluir dentro de las terapias manuales para el tratamiento de la fascia, es una técnica estructural, con participación activa del paciente, lo que involucra una gran cantidad de receptores.
Esta metodología presenta una alta y rápida eficacia en el tratamiento de los procesos de dolor y restricción de movilidad en general, la sencillez de la ejecución de la técnica y la rápida comprobación de su resultado aportan un apreciable beneficio tanto para el profesional que la utilice, como para los pacientes.

La ejecución de la técnica consiste en buscar un punto de apoyo (lo que inspiró al autor a nominarla como "Anclaje"), donde el profesional afirma el contacto., A continuación, se le pide al paciente la acción contraria del músculo o conjunto miofascial sobre el cual se quiere influir, durante la ejecución del movimiento el paciente comienza a tener una sensación molesta y cortante, parecida a la que se produce con el masaje de tejido celular subcutáneo, debe ser advertido previamente con el fin de que sólo realice el movimiento hasta la aparición desagradable de la sensación dolorosa. Este detalle es fundamental para que la maniobra no genere daños tisulares y para que sea tolerado por el paciente, quien decide hasta donde avanzar con el movimiento.

Existen variantes de acuerdo a la dirección en la cual se realice el movimiento activo: excéntrico o concéntrico., Se definen las variantes como anclaje en estiramiento y anclaje en contracción, poniendo como ejemplo de sintomatología a las lumbalgias, la utilización del Anclaje Miofascial va a depender de una evaluación que definirá el tipo de acción terapéutica a llevar adelante. Se pueden anclar los tejidos correspondientes al anillo pelviano y/o costal, repercutiendo sobre estructuras anatómicas importantes que condicionan al raquis lumbar (diafragma, cuadrado lumbar, psoas-ilíaco, abdominales, peritoneo, etc.).

Las repercusiones sobre el tejido conectivo son de características sistémicas, dado que al aplicar una presión sobre una estructura fascial se afecta piel, tejido celular subcutáneo, aponeurosis, músculo y periostio (cuando el anclaje se realiza en un jalón óseo). Por lo tanto, son muchos los receptores estimulados y van a ser muchas las respuestas generadas. El Anclaje Miofascial va a tener efectos que mejoran movimiento, disminuyen el dolor y activan la circulación.

Algunas de las contraindicaciones en el Anclaje Miofascial son:

- Actitudes antiálgicas severas con hernias o protrusiones activas, donde la flexión de tronco pueda agravar el cuadro existente.
- Individuos que presentan daños estructurales en dermis y tejido conectivo en la zona de contacto (quemados).
- Enfermedades inflamatorias agudas.
- Labilidad capilar de piel y/o de tejido celular subcutáneo.
- Trastornos cardíacos graves.
- Pacientes anticoagulados.
- Trastornos de la sensibilidad.
- Embarazos en curso.

La metodología de Anclaje Miofascial aplicada sobre el trígono lumbar, ha sido objeto de una tesis presentada ante tribunal europeo en la Escuela Osteopática de Madrid: "Repercusión del anclaje miofascial en el trígono lumbar sobre la flexión de tronco", por esa tesis, su autor ha recibido el Diploma de Osteopatía (D.O.) y el Premio Accésit, en estímulo a su Investigación científica en Ciencias de la Salud, otorgado en las 1° Jornadas Científicas de Ciencias de la Salud, que tuvieron lugar en la Facultad de Medicina -U.B.A.- Buenos Aires., Argentina, el 17 y 18 de octubre de 2006.

El presente método terapéutico es utilizado en la actualidad por varios profesionales instruidos personalmente por el autor, en diciembre de 2007 se comenzó la formación de post-grado en la metodología.

Anclaje Miofascial sobre el trígono lumbar

- El paciente se encuentra parado, con los pies paralelos y separados.
- El profesional se ubica por detrás y toma contacto con ambos pulgares sobre el límite posterior del trígono lumbar; los índices siguen la dirección de las crestas ilíacas.
- Luego, colocando un pie entre los del paciente, afirma el contacto caudalmente y le solicita al paciente que ejecute una flexión de tronco hasta que la molestia se lo permita o hasta que el profesional perciba la resistencia del tejido bajo sus dedos. La técnica puede repetirse hasta tres veces.

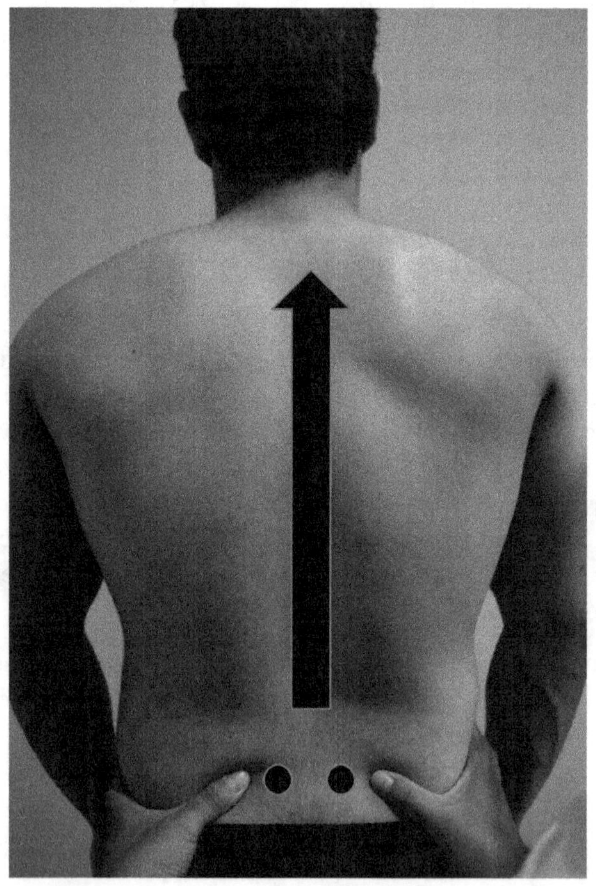

Anclaje Miofascial Lumbar

Manipulación Fascial

La Manipulación Fascial ha sido desarrollada por Luigi Stecco, fisioterapeuta del norte de Italia, este método ha evolucionado en los últimos 30 años gracias al estudio y a la práctica clínica en el tratamiento de innumerables casos de problemas músculo-esqueléticos. Esta técnica va dirigida en particular a la fascia profunda muscular, incluyendo el epimisio y los retináculos., En los últimos años, la Dra. Carla Stecco y el Dr. Antonio Stecco han llevado a cabo estudios de investigación sobre la anatomía y la histología de la fascia, diseccionando cadáveres no embalsamados en colaboración con los departamentos de Anatomía de la Universidad René Descartes de París, Francia, y de la Universidad de Padova, Italia, estos trabajos han mejorado el modelo biomecánico elaborado por Luigi Stecco aportándole nuevos datos histológicos y anatómicos. Esta técnica presenta un modelo biomecánico para comprender el papel de la fascia en los problemas músculo-esqueléticos, la clave de esta terapia manual reside en la identificación de un área específica y localizada de la fascia en relación con un determinado movimiento limitado, cuando se identifica un movimiento doloroso o limitado, se puede asociar un punto en la fascia que está relacionado con este síntoma, y a través de una manipulación apropiada de esta zona concreta, se puede recuperar el movimiento, de hecho, analizando la anatomía músculo-esquelética, Luigi Stecco se dio cuenta de que se podía dividir el cuerpo en 14 segmentos, y que cada uno de ellos está gestionado por seis unidades miofasciales (UMF) formadas por fibras musculares monoarticulares y biarticulares, su fascia profunda (incluyendo el epimisio) y la articulación que mueven en una dirección de un plano del espacio.

Numerosas fibras musculares se originan en la propia fascia, y las inserciones miofasciales se extienden sucesivamente entre diferentes grupos musculares formando secuencias miofasciales. Así, varias unidades miofasciales unidireccionales y consecutivas, se continúan a través de expansiones miotendinosas y de fibras biarticulares para formar las secuencias miofasciales. Si bien parte de la fascia está anclada al hueso, otra parte es libre para deslizarse, esta parte libre de la fascia permite a las tracciones musculares, o vectores miofasciales, converger en un punto preciso, llamado Centro de Coordinación vectorial (CC), la localización de cada CC se ha calculado teniendo en cuenta la suma de las fuerzas vectoriales que actúan durante la ejecución de cada movimiento.

Los seis movimientos realizados en los tres planos del espacio pocas veces se producen aislados, sino que generalmente se combinan entre ellos formando trayectorias intermedias. Para sincronizar estos movimientos complejos se han identificado otros puntos específicos de la fascia (frecuentemente sobre los retináculos), llamados Centros de Fusión (CF).

Los mencionados estudios anatómicos han evidenciado diferencias entre la fascia profunda del tronco y la de las extremidades, la primera está formada por tres capas, cada una de las cuáles envuelve distintos grupos musculares:

- Capa superficial (dorsal ancho, glúteo mayor, oblicuos externos)

- Capa media (serratos posteriores, iliocostales)

- Capa profunda (interespinales, intertransversos, multífidos, transverso del abdomen).

En las extremidades la fascia profunda es particularmente gruesa, similar a una aponeurosis, y está más organizada, conectando sinérgicamente los músculos a través de las fibras de colágeno organizando secuencias y formaciones espirales. Se plantea la hipótesis de que la fascia, ricamente inervada podría mantener una tensión de reposo debida a las distintas fibras musculares que se insertan en ella. A causa de esta tensión basal óptima de la fascia, las terminaciones libres y los receptores presentes en este tejido están preparados para percibir cada variación de la tensión, y por tanto cada movimiento del cuerpo en cuanto ocurre.

La fascia profunda es por tanto una estructura ideal para percibir y asistir en la organización de los movimientos, de hecho, un vector o un impulso aferente no tiene más importancia para el sistema nervioso central que cualquier otro vector, a menos que estos vectores estén planeados y aporten un significado espacial. En los humanos, la complejidad de las actividades físicas está determinada en parte por la sincronización entre las extremidades y los diversos gestos. Siempre que se mueve una parte del cuerpo en una dirección del espacio se produce un reajuste de la tensión miofascial local. Las aferencias incrustadas en esa fascia son estimuladas, aportando información direccional muy precisa. Cualquier dificultad en el deslizamiento de la fascia puede alterar la información aferente, provocando movimientos incoordinados, por este motivo se plantea la hipótesis de que la fascia está implicada en la propiocepción y en el control motor periférico, en estricta colaboración con el sistema nervioso central.

Implicación Terapéutica de Manipulación Fascial

La fascia es muy extensa, y por tanto sería muy difícil trabajar sobre toda su superficie, la localización de puntos precisos o zonas clave facilita su manipulación y permite que sea más efectiva, un análisis apropiado de las conexiones miofasciales, basado en la comprensión de la anatomía fascial, nos da indicaciones sobre dónde es más apropiado intervenir, la fricción profunda en estos puntos específicos (CC y CF) pretende restaurar el balance tensional. Cualquier alteración no fisiológica de la fascia profunda puede provocar cambios tensionales a lo largo de una determinada secuencia, provocando una activación incorrecta de los receptores nerviosos, movimientos incoordinados y, como consecuencia, aferencias nociceptivas.

A lo largo de una secuencia miofascial puede extenderse una tensión compensatoria, por lo que esta continuidad miofascial puede estar relacionada con dolores referidos a lo largo de una extremidad o a distancia, incluso sin que exista alteración de una raíz nerviosa. En la práctica clínica son comunes casos de ciatalgia y de cervicobraquialgia sin irritaciones detectables de ninguna raíz nerviosa.

Esta técnica permite a los terapeutas trabajar a distancia del lugar doloroso, que a menudo está inflamado a causa de tensiones no fisiológicas, para cada UMF se ha indicado un área donde se siente con frecuencia el dolor, llamada Centro de Percepción (CP), es importante poner atención en la causa del dolor, regresando al origen de esta tensión anómala, es decir, a los CC y CF localizados en la fascia profunda.

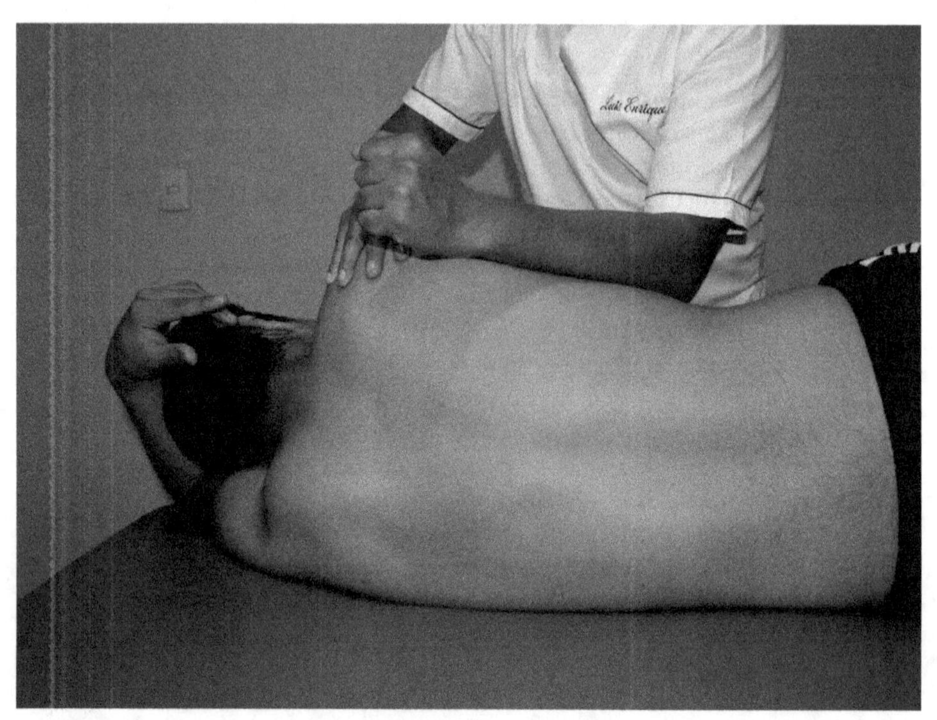

Manipulación Fascial

Rolling Neuromiofascial

Rolling Neuromiofascial (RNMF) ha sido desarrollada por Enrique Romo en la Guanajuato, México. RNMF combina la manipulación práctica del tejido conectivo con los principios de movimiento funcional para ofrecer evaluaciones y estrategias de tratamiento. RNMF le permite al profesional trabajar con el control motor, problemas de articulaciones y tejidos blandos, el paciente es evaluado, tratado y reeducado simultáneamente, es una técnica estructural con participación activa del paciente, esta metodología presenta una alta y rápida eficacia en el tratamiento de los procesos de dolor y restricción de movilidad en general.

La sencillez de la ejecución de la técnica y la rápida comprobación de su resultado aportan un apreciable beneficio tanto para el profesional que la utilice como para los pacientes. Enrique Romo ha desarrollado Rolling Neuromiofascial combinando el movimiento funcional y la manipulación práctica del tejido conectivo para crear una variedad de efectos terapéuticos.

RNMF tiene como objetivo reunir lo mejor de los modelos de tratamiento sobre la fascia para brindar una herramienta de tratamiento inmediata y efectiva, la técnica combina elementos de la teoría del control motor con un enfoque neuro-mio-fascial para identificar, tratar y reeducar los patrones de movimiento y restricciones del sistema miofascial. La combinación del movimiento consciente con protocolos de tejidos blandos crea un método que aborda el cuerpo en su totalidad y reconoce los roles de los tejidos del cuerpo y sus interrelaciones.

Durante la ejecución del movimiento el paciente comienza a tener una sensación molesta, debido a que se produce un masaje de tejido conectivo y tejido muscular, este detalle es fundamental para que la maniobra sea tolerada. Las repercusiones der la técnica sobre el tejido conectivo son de características sistémicas, dado que al aplicar una presión sobre una estructura fascial se afecta piel, tejido celular subcutáneo, aponeurosis, músculo y periostio, por lo tanto, son muchos los receptores estimulados y van a ser muchas las respuestas generadas., RNMF tiene efectos que mejoran movimiento, disminuyen el dolor y activan la circulación, esta técnica constituye una herramienta novedosa y efectiva a la que el terapeuta / coach puede recurrir.

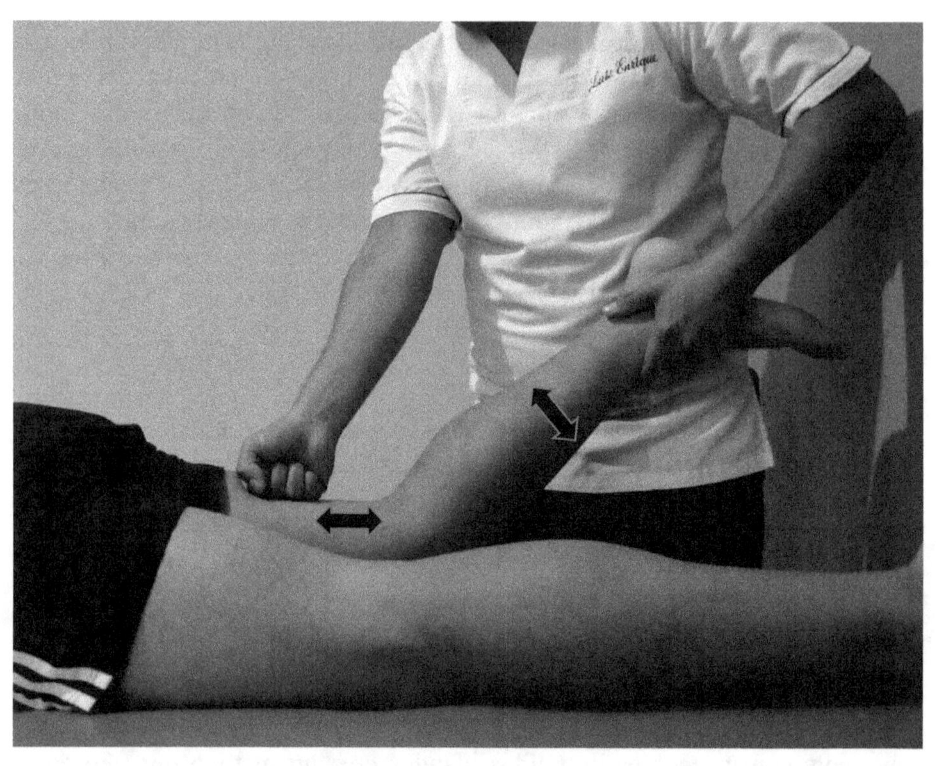

Rolling Neuromiofascial

Técnicas Instrumentales:

- Foam Roller
- Punción Seca
- Manipulación Fascial Instrumental
- Aplicación de Ventosas

Foam Roller

El rodillo de espuma es quizá en la actualidad el más demandado en el sector deportivo y fitness, además de herramienta terapéutica, se trata de un cilindro, generalmente fabricado de Poliestireno / Polipropileno o Policloruro de vinilo (Pvc) revestido, incluso vibratorios, donde a través de posturas adoptadas por el usuario encima del cilindro, busca el contacto de la parte del cuerpo que el usuario quiera ejercer presión, para ello debe rodar sobre el cilindro repetidas veces y así puede aplicarse la técnica de "Auto Liberación Miofascial (ALM)".

En el intento de poder extender los beneficios del tratamiento de las restricciones y adherencias del tejido conectivo, en los últimos años el uso de la técnica de ALM se ha incrementado. Las restricciones y adherencias del tejido conectivo podrían llevar la manifestación de cuadro de dolor muscular, disminución del rango osteomuscular (ROM), longitud del músculo, hipertonicidad neuromuscular, detrimento de la fuerza y resistencia muscular, capacidad coordinativa motora y disminución de la extensibilidad.

La técnica de auto liberación miofascial sigue los principios de la técnica de liberación miofascial ideada por Barnes en el año 1997, la cual trata de ayudar a reducir las barreras restrictivas o adhesiones fibrosas entre las capas del tejido fascial, su notoria diferencia reside en la sustitución de las manos del terapeuta por foam roller, donde la propia persona ejercerá presión con su peso corporal, sobre esa superficie sometiendo a la parte del cuerpo donde quiera que recaiga la aplicación de la técnica. Una ventaja importante de esa nueva practica seria la extensión del uso de la técnica de liberación miofascial sin la necesidad de personal sanitario.

A través de la presión ejercida por el propio peso del cuerpo y movimientos de rodamiento, se pretende masajear las partes del cuerpo donde se busque liberar el tejido fascial de indeseadas adherencias y restricciones. En ese sentido la manera de poder profundizar más o menos en capas del tejido conectivo está directamente relacionada con la presión aplicada sobre la superficie del foam roller. La persona regula esa presión dejando que el peso de su cuerpo recaiga más o menos, según su intensión y capacidad de soportar el dolor.

El incremento de accesorios para la ALM también se puede notar con el incremento de estudios y publicaciones que se han conocido en la última década, concretamente publicaciones sobre investigaciones que se llevan a cabo con el uso de accesorios para ALM, a las primeras que hemos podido acceder fechan en el año 2002, (Mikensky) y 2006 (Miller y Rokey). Sin embargo, a partir del año 2013, es cuando se ve un gran incremento en el número de publicaciones, entre los principales objetivos de las investigaciones se destaca el interés por averiguar la influencia de la liberación miofascial en variables como: dolor, flexibilidad, recuperación de stress, fuerza, potencia y comportamiento cardiovascular.

De la revisión de estos estudios se ha podido verificar la falta de uniformidad en criterios de aplicación relacionados a: el tiempo de empleo, zonas musculares de aplicación, dirección del movimiento, características del material específico utilizado y la calidad de la presión aplicada.

En cuanto a los tiempos de la aplicación de ALM van desde 1 serie de 5 segundos en una única zona muscular, hasta tiempos de 20 minutos totales en distintas zonas de la presión aplicada. Respecto al material utilizado, tampoco podemos sacar conclusiones consensuadas derivadas de los estudios revisados, se han utilizado diferentes foam roller con diferenciación entre los materiales, la rigidez y superficie influye en el área y profundidad de la presión ejercida sobre la superficie corporal en donde es aplicada la ALM.

Ciertamente es un cambo que se debe estudiar más y tener en cuenta otras variables, no solo para el deporte sino para la salud en general.

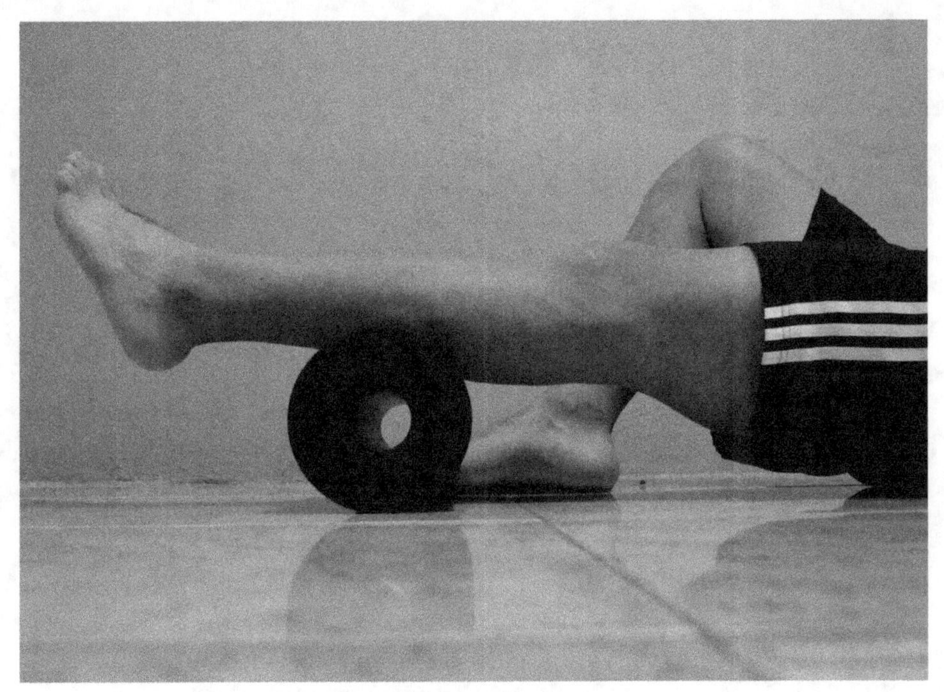

Foam Roller

Punción Seca

Fundamentos de la Punción Seca de los Puntos Gatillo
Los puntos gatillo (PG) miofasciales constituyen una de las causas de dolor agudo y crónico con mayor frecuencia y representan uno de los cuadros dolorosos musculoesquéticos más frecuentes.

Hay una evidencia abrumadora que el dolor muscular es una disfunción primaria y no necesariamente un problema secundario a otros diagnósticos. Los músculos poseen muchos tipos de nociceptores que pueden ser activados a través de diversos procesos de carácter mecánico y químico. En forma de problema primario los PG pueden aparecer en ausencia de otros trastornos de tipo médico, sin embargo, los PG también pueden asociar a procesos patológicos subyacentes como las enfermedades de carácter sistémico o ciertos trastornos metabólicos, parasitarios y nutricionales, los PG pueden asociar a otros trastornos como la artrosis del hombro, la cadera o la rodilla, y también a traumatismos por lesión como el latigazo cervical. El dolor referido por los PG musculares representa una causa bien definida e independiente del dolor agudo y especialmente, del dolor crónico que puede acompañar a los síntomas de otras enfermedades y que puede persistir mucho tiempo después de que se haya resuelto el problema original que inicio el cuadro.

Los PG también se asocian a trastornos y disfunciones de los diferentes órganos como la endometriosis, la cistitis intersticial, el síndrome del intestino irritable y la prostatitis. En un estudio, la presencia de PG abdominales tuvo un valor predictivo del 90% respecto a la endometriosis (Jarrel 2004).

A lo largo de desarrollo histórico, los PG han tenido denominaciones diversas, la terminología actual a los puntos gatillo se ha desarrollado a lo largo de los últimos decenios, a pesar que las distintas disciplinas medicas se siguen utilizando definiciones diferentes de los PG, la definición mayor aceptada sostiene que "un PG es una zona híper irritable localizada en una banda tensa del músculo esquelético que genera dolor con la compresión, la distensión, la sobrecarga o la contracción del tejido, que generalmente responde con un dolor referido, que es percibido en una zona alejada de la original" (Simons y cols. 1999).

Desde el punto de vista clínico, podemos diferenciar a los PG activos de los PG latentes, el dolor local y referido que se origina en los PG activos reproduce los síntomas señalados por los pacientes como su dolor habitual.

Tras la aplicación de presión, los PG activos y latentes causan adolinia en el propio PG e hiperalgesia en una zona alejada del PG. La adolinia es una forma de dolor que aparece frente a un estímulo que normalmente no provoca dolor. En los PG musculares latentes el dolor local y el dolor referido no producen ninguno de los síntomas habituales del paciente y con los que está familiarizado. Los PG activos y latentes dan lugar a hallazgos similares en la exploración física, la diferencia es que los PG latentes no producen ningún síntoma de manera espontánea. Aunque los PG latentes no son dolorosos de manera espontánea, dan lugar a una aferencia nociceptiva hacia el asta dorsal, este mecanismo no ha sido aclarado todavía y debe ser investigado con mayor detalle.

Ciertas regiones del musculo pueden estar conectadas con las neuronas del asta dorsal tan solo mediante sinapsis ineficaces y el dolor referido puede aparecer cuando dichas sinapsis muestran sensibilización. Los PG latentes pueden convertirse fácilmente en PG activos, lo que depende del grado de sensibilización y del incremento de la eficacia sináptica en el asta dorsal., por ejemplo, un estudio se observó que el umbral de dolor a la presión de los PG latentes de los músculos del antebrazo se redujo significativamente tras un periodo de tan solo 20 minutos de ejecución continuada. (Chen y cols. 200).

Los PG inducen áreas de dolor referido mayores e intensidades dolorosas también mayores en comparación con los PG latentes, los PG activos y los tejidos cutáneo y subcutáneo sobre ellos muestran generalmente una sensibilidad mayor a la presión y a la estimulación eléctrica, en comparación con los PG latentes (Veccheit y cols, 1990, 1994).

Los PG latentes y activos pueden provocar disfunciones motoras, debilidad muscular, espasmo, desequilibrio muscular, incremento de la irritabilidad motora y alteraciones en el reclutamiento motor, tanto en el músculo afectado como en los músculos relacionados. Los PG latentes se asocian a un patrón de activación motora alterado y que la eliminación de estos PG latentes daba lugar a la normalidad de dicho patrón alterado.

Fascia y Puntos Gatillo

Uno de los efectos sobre las inyecciones sobre los PG, fue atribuido a la estimulación mecánica, la punción seca es similar al tratamiento sobre inyección y se considera que su efectividad es la misma. Dado que la aguja debe de atravesar la fascia superficial y profunda para alcanzar el PG, es necesario considerar los efectos sobre esas estructuras de los tratamientos aplicados, a pesar de que no se ha realizado ningún estudio para confirmar o rechazar esta hipótesis.

Langevin señala que la rotación de las agujas de filamento solido puede dar lugar a un "estiramiento interno" de los tejidos. Langevin y colaboradores propusieron la posibilidad de que se produjera un acoplamiento entre la aguja y los tejidos corporales a través de una combinación de tensión superficial y atracción eléctrica. La tracción eléctrica posiblemente sea bastante débil, pero quizá de grado suficiente como para dar lugar a un cierto enrollamiento inicial del tejido alrededor de la aguja, contribuyendo así al efecto mecánico de la aguja.

La rotación de una aguja que ha sido introducida en una banda tensa o de un PG se presenta por medio de la punción seca como el método más directo para el estiramiento de la banda tensa. Dado que todos los haces de fibras musculares están rodeados por capas fasciales, se plantea que la rotación de la aguja de lugar real a un estiramiento de la banda tensa y de las fibras musculares o bien de las fibras del tejido conectivo profundo.

¿Es posible que la punción seca modifique las propuestas viscoelásticas o el comportamiento de la fascia? Si así fuera, probablemente las técnicas de manipulación fascial podrían desempeñar una función mayor en el tratamiento de los PG. En esta hipótesis es concebible la posibilidad de que las restricciones fasciales del perimisio contribuyan a la formación de las bandas tensas. El perimisio parece adaptarse a los cambios de la tensión mecánica con mayor intensidad que los demás tejidos conjuntivos intramusculares, al tiempo que puede incrementar el grado de rigidez muscular.

Por otra parte, las bandas tensas se palpan perpendicularmente a la dirección de las fibras musculares y la dirección de las fibras fasciales no es la misma que la de las fibras musculares. La posibilidad de las modificaciones en la densidad del tejido conectivo laxo de la fascia profunda y en la hidrodinámia del hialuronano puedan contribuir al desarrollo del dolor miofascial.

Se ha demostrado que el estiramiento del tejido conectivo con una aguja da lugar a la distensión y la disminución de la tensión tisular, al aplanamiento de los fibroblastos y a la remodelación del citoesqueleto, sin embargo, no sabemos si la reducción instantánea del dolor local tras la punción seca y las inyecciones de los PG están relacionadas con la estimulación de los fibroblastos. Langevin y colaboradores demostraron que los efectos de la punción seca se pueden explicar, al menos parcialmente, por la estimulación de los fibroblastos.

¿Será posible que la estimulación de los PG implicará miofibroblastos y generará señales mecánicas similares con reducción de la nocicepción?

¿Qué podemos decir acerca de los efectos de la punción seca sobre las adherencias fasciales, las zonas de densificación, el tejido cicatricial y el desarrollo de la fuerza y la flexibilidad?

Afortunadamente, muchos investigadores se han centrado en el estudio de las fascias y los PG., son necesarios los estudios para definir con detalle las interacciones entre los PG, los músculos y las fascias.

Fascia y Punción Seca

Aunque Travell acuño el término "Miofascial" en relación con los puntos gatillo (PG) la bibliografía relativa a la miofascia raramente considera la función de la fascia en la definición en la etiología de los PG y su tratamiento. En la bibliografía correspondiente a los PG, incluyendo la publicación "Punción seca de los puntos gatillo" (Jan Dommerholt) y el texto de dos volúmenes de Travell y Simons sobre los puntos gatillo "Trigger Point Manual", los músculos son presentados habitualmente como estructuras individuales y autónomas que tienen orígenes e inserciones evidentes y funciones contráctiles perfectamente estructuradas, y que dan lugar a patrones de dolor referido definidos (Travell y Simons 1992, Simons y cols. 1999).

La contemplación de los músculos como elementos independientes de las estructuras fasciales es muy común en los libros de anatomía, medicina y fisioterapia, aunque ello no refleja de manera correcta la realidad. A pesar de este modelo ya superado todavía es aceptable para la enseñanza de los aspectos básicos de la punción seca de los PG, los avances actuales en la investigación de la fascia han demostrado que ya no es posible seguir ignorando esta estructura.

Cada vez que se introduce una aguja a través de la piel y sobre un PG, la aguja atraviesa múltiples niveles fasciales, dado que las fascias son superficiales y profundas, en función de sus relaciones topográficas con la piel y con las capas fasciales relacionadas con el músculo (Langevin y Huijing 209, Findley y cols. 2012).

La fascia profunda no representa tejido adiposo, la fascia profunda y los músculos están separados entre sí por una capa de tejido conectivo laxo rico en hialuronico, un compuesto que, se considera, facilita el deslizamiento de las capas adyacentes (Stecco y cols. 211). El hialuronico es un polímero glucosaminoglucano de la matriz extracelular y también ha sido identificado entre diversos tejidos musculares tanto en la rata como en el ser humano (Laurent y cols. 1991, Piehl – Aulin y cols. 1991).

Las capacidades de la fascia relacionadas con el músculo están constituidas por epimisio, perimisio y endomisio. El epimisio está constituido a su vez por la fascia, que rodea músculos concretos y que está unida directamente al perimisio, que individualiza haces de fibras musculares, y con el endomisio que individualiza fibras musculares profundas (Findley y cols. 2012). El endomisio cubre toda la longitud de las miofibrillas hasta la unión miotendinosa (Trotter y Purslow, 1992, Trotter, 1993) y es el elemento principal de la matriz extracelular implicado en la flexibilidad muscular (Passerieux y cols, 2009).

La tensión de la fascia profunda es mantenida por numerosas inserciones musculares. Los músculos distribuyen una parte significativa de las fuerzas contráctiles hacia las estructuras fasciales, lo que finalmente incrementa la estabilidad articular y facilita el movimiento de otros músculos. La transmisión miofascial de la fuerza entre los músculos antagonistas tiene lugar a través del endomisio (Huijin 2009[a], 2009b, 2009c). es interesante el hecho de que Maas Sandercook (2009) demostró que, aunque el músculo soleo del gato posee potentes conexiones mecánicas con los músculos agonistas, la fuerza de la transmisión desde el músculo soleo no parece estar influida por los cambios de longitud de sus músculos agonistas, lo que implica que no todos los músculos parecen utilizar los mismos mecanismos para la transición de la fuerza.

Las células más abundantes en el tejido conectivo son los fibroblastos, que desempeñan un papel significativo en la síntesis del colágeno, la sustancia fundamental, la elastina y la reticulina (Cantu y Stanborough, 2012). Normalmente, los fibroblastos están más o menos protegidos en la matriz extracelular, pero sus interacciones con las matrices de colágeno vienen determinadas parcialmente por el grado de tensión de dichas matrices. Cuando están sometidos a una tensión elevada, los fibroblastos presentan fibras de estrés y adherencias focales y muestran una configuración laminar, mientras que cuando están sometidas a una tensión baja tienen una forma más o menos redondeada y una naturaleza relativamente dendrítica (Grinell 2003, Langevin y cols. 2005, 2010, 2011, Miron – Mendoza y cols. 2008).

Los fibroblastos laminares poseen característicamente una elevada actividad biosintética de la matriz y pueden diferenciarte hacia miofibroblastos, que poseen un aparato contráctil de microfilamentos de actina y de miosina no muscular (Tomasek y cols. 2012). Los miofibroblastos están implicados en el cierre de las heridas y también muestran actividad durante la contracción muscular (Yhaia y cols. 1992, 1993), al tiempo que participan en la formación de las contracturas de la enfermedad de Dupuytren (Satis y cols 2011).

El perimisio muestra una densidad especialmente elevada de miofibroblastos que pueden desempeñar una función significativa en la contractilidad muscular y posiblemente también en la formación de los PG.

Si se demostrara las conexiones directas entre los PG y el perimisio, ello sugeriría que los PG miofasciales tienen una prevalencia mayor en los músculos tónicos debido a que contienen más perimisio que los músculos fásicos (Schleip y cols. 2006).

Las fibras de colágeno existentes en una capa concreta se orientan en el mismo plano y en la misma dirección, sin embargo, están direccionados en ángulos de 78° respecto a la dirección de las fibras existentes en las capas adyacentes (Purslow 2010), lo que puede tener implicaciones respecto al tratamiento manual de los PG.

Chaudhry y colaboradores (2007, 2008 y 2012), observaron que en un ángulo mayor entre estos tipos de fibras hace que las fibras de colágeno sean más resistentes al estiramiento longitudinal. Dado que la dirección de las fibras musculares no es directamente congruente con la dirección de las fibras de la fascia, son necesarios nuevos estudios de investigación para determinar si los ejercicios de estiramiento tras la liberación manual de los PG o tras la punción seca tiene algún tipo de valor basado en la evidencia y en caso afirmativo, cuáles serían los métodos de estiramiento o distención óptimos.

Mecanismos y efectos de la Punción Seca sobre el Tejido Conectivo

Las agujas de acupuntura son finas y filiformes y se utilizan tanto en la acupuntura tradicional como en la técnica de punción seca, una característica de importante de las agujas es el hecho que su diámetro facilita una forma específica de interacción entre la propia aguja y el tejido conectivo.

Cuando se lleva a cabo la rotación de las agujas, los haces de colágeno se adhieren a la aguja y rotan alrededor de ella, creando un pequeño "remolino" de colágeno, es decir, a una distancia de pocos milímetros de ella. El "remolino de colágeno" con tan solo el giro de la aguja, hace que el tejido conectivo siga a la aguja y se adhiera ella incrementando así el vínculo mecánico que se crea entre la aguja y el tejido. Una vez que se establece el vínculo entre la aguja y el tejido, cualquier nuevo movimiento de la aguja (de rotación o de introducción y retirada) tira del tejido en la dirección del movimiento de la aguja.

Dado que la rotación de la aguja da lugar al estiramiento del tejido conectivo desde la periferia y en dirección a la propia aguja, esta forma de manipulación de la aguja genera una forma específica de estiramiento del tejido "interno" que afecta predominantemente a las capas del tejido conectivo "laxo", subcutáneo o intermuscular, con un estiramiento escaso de la piel.

Cuando se deja a la aguja, en su localización después de haber sido rotadas, el "remolino" del tejido conectivo formado, no se deshace de manera inmediata, lo que permite mantener durante varios minutos su estiramiento, así, las agujas pueden ser utilizadas para generar un estiramiento sostenido, localizado y especifico del tejido conectivo de las capas subcutánea y profunda.

Es posible cuantificar los "remolinos" del tejido conectivo mediante la punción robótica y también mediante imagen con elastografía mediante ultrasonido. Tanto en la rotación unidireccional, en la que la aguja es rotada de manera continuada en una sola dirección, como en la dirección bidireccional en la que la aguja es rotada alternativamente hacia una dirección y la contraria, se genera un elemento cuantificable en la fuerza necesaria para extraer la aguja de la piel.

En la rotación unidireccional, el par de torsión que se desarrolla en la interfaz de aguja – tejido se incrementa de manera exponencial a medida que se lleva a cabo la rotación de la aguja, un fenómeno similar al incremento de las fuerzas de rozamiento que aparecen al enrollar un cable alrededor de un cabestrante.

Con la dirección bidireccional, el par de torsión de la aguja aumenta gradualmente en cada ciclo sucesivo de rotación, lo que se debe con mayor probabilidad a un enrollamiento incompleto del tejido al final de cada ciclo; este efecto da creación gradual de un par de torsión en el tejido, por lo tanto, la rotación unidireccional y la rotación bidireccional pueden hacer que el tejido "agarre" la aguja. Incluso pequeños movimientos de la aguja pueden causar un desplazamiento tisular cuantificable a una distancia de hasta varios centímetros de la aguja. Por otra parte, el incremento de la rotación da lugar a un aumento lineal en la intensidad del desplazamiento tisular durante el movimiento axial subsiguiente de la aguja.

Consecuencias de la Estimulación Mecánica del Tejido Conectivo

El tejido conectivo está expuesto de manera constante a las fuerzas mecánicas y responde a ellas, en circunstancias normales el tejido conectivo está bajo cierta tensión (pre – estrés) en el cuerpo. En el trascurso de los movimientos una eferencia mecánica transitoria (tanto al estiramiento como a la compresión) induce una respuesta viscoelástica determinada por la composición y la organización de la matriz extracelular. El tejido conectivo areolar laxo tiene un grado de rigidez menor y una capacidad de deformación mayor que los tejidos conectivos como la dermis y las fascias perimusculares.

El estiramiento sostenido del tejido conectivo ligeramente más allá de su rango habitual de estiramiento induce una relajación viscoelástica, cuando este tipo de estiramiento se mantiene durante varios minutos, tal como ocurre en los cambios de posición del cuerpo, inicialmente se reduce la tensión existente en dentro del tejido, sin embargo después de ello se establece un equilibrio en el nivel del tensión debido a la reorganización a nivel molecular que tiene lugar en el interior de la matriz del colágeno. En concreto, los fibroblastos del tejido responden a la distención estática sostenida mediante un cambio de su forma, con aplanamiento y expansión en el plano del propio tejido y con aparición de nuevas extensiones citoplasmáticas denominadas "lamelipodias"., este importante cambio en la configuración de los fibroblastos es una respuesta activa de la célula que conlleva la remodelación del citoesqueleto celular, es un cambio activo de la forma de la célula que se acompaña de una disminución adicional de la tensión tisular que va más allá de la que se consigue con la simple relajación viscoelástica.

Esta relajación estática del tejido conectivo parece requerir que se mantenga durante al menos 10 minutos y que vaya ligeramente más allá del rango habitual de movimiento, al tiempo que no tenga una intensidad suficiente como para causar lesión tisular.

Este es el tipo de mecánica producido por la rotación por parte de la aguja cuando se deja colocada durante varios minutos, en la vecindad de la aguja los fibroblastos quedan capturados en el "remolino de colágeno" y aparecen distorsionados y alterados, sin embargo, a unos milímetros de la aguja los fibroblastos muestran expansión y aplanamiento con incremento de superficie transversal, hasta distancia de varios centímetros de la aguja.

En resumen, las consecuencias de la estimulación mecánica y los efectos de la punción sobre el tejido conectivo incluyen la rotación de colágeno, el acoplamiento mecánico entre la aguja y el tejido, la distención estática sostenida tras la rotación de la aguja y las respuestas activas del citoesqueleto de los fibroblastos que se pueden observar hasta una distancia a varios centímetros de la aguja. Todavía hay mucho que aprender respecto a la importancia de estas respuestas, es evidente que la investigación de estos fenómenos va ampliar nuestros conocimientos.

Mecanismos y Efectos de la Punción Seca de los Puntos Gatillo

La investigación actual respecto al dolor apoya el concepto de que el dolor lo genera el cerebro cuando tiene la percepción de la existencia de un peligro corporal que requiere la realización de acciones específicas, el problema no está solamente en los tejidos, es la clave la consideración del significado del dolor en el contexto de la situación global del paciente. Los efectos de la punción seca del punto gatillo no pueden ser consideradas fuera de este modelo biopsicosocial amplio. La PS del PG debe ser contemplada desde una perspectiva de la ciencia del dolor dado que, en el momento presente, yo no es suficiente considerar estrictamente el tratamiento de del PG como herramienta adecuada para abordar la patología muscular local.

Los mecanismos nociceptivos que contribuyen a la generación de una información referida a la amenaza deben ser tratados siempre que sea posible, a menudo los PG constituyen una fuente constante de aferencia nociceptiva, especialmente en los cuadros dolorosos persistentes, lo que requiere decir que está indicada la eliminación de estas aferencias periféricas en congruencia con los conceptos de la neuromatriz de Melzak (Melzak 2001). Además de sus contribuciones a la nocicepción, los PG pueden contribuir también a los patrones de movimientos anómalos.

Las aferencias procedentes de los nociceptores musculares parecen más efectivas respecto a la inducción de cambios neuroplásticos en una amplia gama dinámica de neuronas del asta dorsal, en comparación con las aferencias procedentes de los receptores nociceptivos cutáneos. En varios estudios se ha demostrado que los PG activan la corteza cingulada anterior (CCA) y otras estructuras límbicas, suprimiendo al mismo tiempo la actividad del hipocampo.

El aumento de la actividad en la CCA es frecuente en los cuadros de dolor crónico y se observa incluso en situaciones de anticipación de dolor. Al tratar a los pacientes mediante técnicas de PS es imprescindible evitar la creación de la impresión de la patología muscular local es el único elemento responsable del dolor persistente, más que explicar que los PG representan un problema patológico o anatómico local, es más adecuado insistir en la naturaleza nociceptiva de los PG y su función en la perpetuación de la sensibilización central, las aferencias nociceptivas periféricas persistentes incrementan la sensibilidad del sistema nervioso central.

Las contribuciones de los PG son a menudo pasadas por alto y los pacientes son sometidos a una serie de regímenes terapéuticos ineficaces a través de métodos diagnósticos múltiples. Estos pacientes pueden desarrollar mecanismos de evitación por temor o fobia al movimiento y problemas de anticipación al dolor.

No se han efectuado estudios acerca del estudio del efecto de la PS sobre la CCA y otras estructuras límbicas, en algunos artículos se sugiere que la punción de los puntos de acupuntura y PG parecen estar relacionados con el sistema límbico y el sistema inhibitorio descendente.

Los estudios efectuados con aplicación de la punción seca a pacientes con fibromialgia, que es un diagnóstico de sensibilización central, demuestran que la PS de tan solo unos PG no solo reduce las aferencias nociceptivas procedentes de los PG tratados, sino también el dolor y la sensibilidad generalizada. La PS de los PG evoca a menudo, los patrones de dolor referido y de dolor primario que experimentan los pacientes.

Todavía desconocemos cuales son los mecanismos precisos de la punción seca, dado que en muchos estudios y publicaciones de casos aislados se ha confirmado su eficacia clínica. Los estudios de investigación que se realicen en un futuro deberían incluir o dirigirse hacia los mecanismos subyacentes. Las piezas de puzle correspondiente al dolor miofascial están empezando a encajar lentamente.

Desde el punto de vista mecánico, la PS profunda puede eliminar los nudos de contracción, distender el conjunto de sarcómeros contracturados y reducir el solapamiento entre los filamentos de actina y miosina. También pueden destruir las placas motoras y dar lugar a cuadros de denervación axonal distal, así como a modificaciones en los receptores de la colina esterasa y la acetilcolina existente en la placa motora, tal como ocurre en el proceso normal de la regeneración muscular.

En ese sentido, tienen un interés especial las respuestas del espasmo local (LTR Local Twitch Responses), que son reflejos medulares involuntarios de las fibras musculares existentes en las bandas tensas a consecuencia de la aplicación de la punción seca. La inducción de LTR es importante a la hora de inactivar los puntos gatillo y confirma el hecho de que la aguja fue introducida de manera precisa en un punto gatillo. Se ha confirmado que una LTR puede reducir o incluso eliminar el típico ruido de la placa motora asociado a los puntos gatillo, lo que sugiere que la punción seca inactiva los puntos gatillo.

Félix Mann, cofundador de British Medical Acupunture Society, sostenía que era posible ofrecer tratamientos eficaces mediante la punción de cualquier parte del cuerpo, los mecanismos subyacentes a la punción seca no han sido considerados de manera seria ni por los investigadores ni por los clínicos.

La punción seca modifica el entorno de los puntos gatillo activos, reduce o elimina el ruido de la placa motora y disminuye la sensibilidad de los puntos gatillo, sin embargo, sabemos muy poco de los mecanismos a través de los cuales la aguja da lugar a esos efectos. Félix Mann recomendó realizar la punción seca en el cuadrante correspondiente al síntoma doloroso o bien, cuando se requería una especificidad mayor, efectuar la punción en un dermatoma adyacente.

Los maestros más eficaces podrían implicar la punción de una pequeña zona bien delimitada en la proximidad de la localización del dolor o bien, directamente en los puntos gatillo.

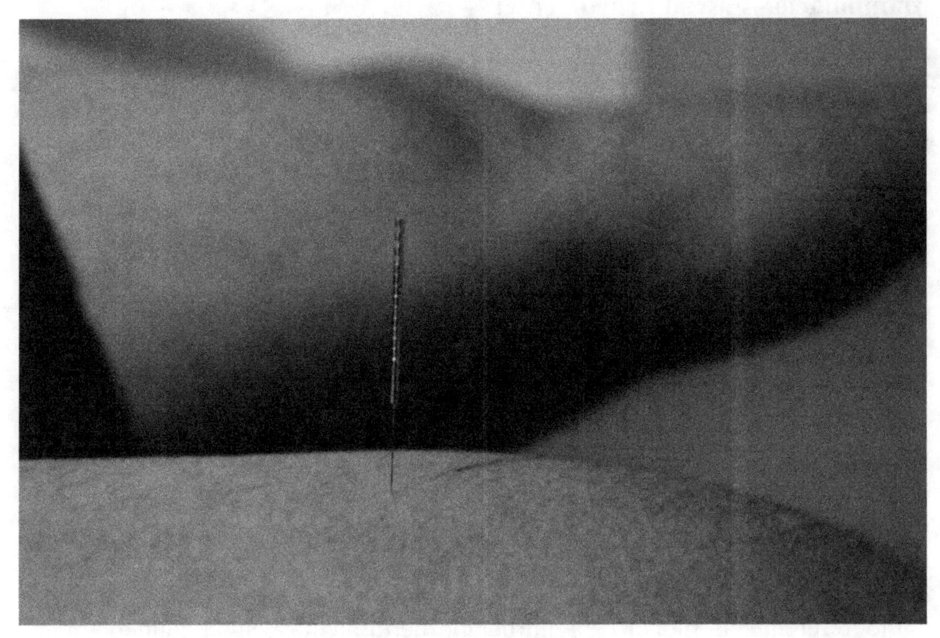

Punción Seca

Manipulación Fascial Instrumental

La Manipulación Fascial Instrumental (MFI) se desarrolló en el año 2010 por medio de dos licenciados en fisioterapia de origen uruguayo llamados Gustavo Caraballo y Alejandro Góngora, ambos egresados de la Universidad de la República (UDELAR) en Uruguay. MFI es una herramienta y método de trabajo, a diferencia de todas las demás especializaciones de referencia en el sistema fascial que buscan la mejoría del paciente, MFI piensa en el gasto energético del terapeuta.

Es un método que por una parte posee una base ergonómica y teniendo una visión puramente mecánica pretende distribuir las cargas sobre el terapeuta utilizando un instrumento de acero quirúrgico para cuidar primariamente la mano del terapeuta al distribuir la carga de las articulaciones de la misma hacia articulaciones más grandes, por lo tanto, con más capacidad de absorber las tensiones. MFI busca adaptar la posición más cómoda del terapeuta (con los centímetros de más que este tiene al llevar en sus manos un instrumento) a la correcta selección de la postura del paciente. Basado en el principio de ergonomía más precisamente el cuidado de la mano del terapeuta, tomaron como referente al pionero en introducir herramientas en el mundo de la fisioterapia el Sr Kurt Ekmann, entonces tomaron como modelo de instrumento el que él utilizo, es decir las herramientas con forma de gancho.

El diseño pensado por Ekmann limitaba la capacidad de maniobras a emplear sobre el tejido aparte de ser bastante molesto para el paciente con sus extremos filosos, así que escuchando las necesidades para cumplir con el cometido ergonómico y de mejorar el confort del paciente se transmitió el modelo de instrumento una serie de modificaciones que permitieron poder realizar todas las maniobras de tejidos blandos conocidas y algunas propias.

¿Porque la Manipulación Fascial Instrumental es un método más?, el conocimiento adquirido a lo largo de los diferentes años sobre los distintos enfoques sobre el sistema fascial, imprimió una visión con la capacidad de realizar un método que optimice la evaluación. Partiendo de la integridad de tensión mecánica que posee el tejido en el cuerpo de cada persona, para permitir estar en pie en contra de la gravedad y moverse al mismo tiempo de forma económica se organizó la distribución de las fuerzas basados en la funcionalidad lo que permite trazar cadenas de movimientos de forma anatómica y funcional.

Una evaluación instrumental sobre tejido fascial y posterior a la percepción manual MFI se basa en el concepto de sensación terminal de movimiento descripta por Cyriax (sensación dura, firme y elástica) y la noción de zona de trabajo descripta por Lewit para clasificar la disfunción del tejido en tres niveles.

Estos niveles ubican al paciente en una escala de evolución terapéutica que tomando como referencia las cargas impuestas al tejido nos permite decidir de una forma rápida las técnicas a utilizar para reeducar paulatinamente el tejido fascial y su consecuente funcionalidad para en última instancia integrarlo a un engrama motor correcto ejecutando movimientos activos, en pocas palabras para ejercitar el tejido.

Manipulación Fascial Instrumental ha formado terapeutas desde 2014 en diferentes países de habla hispana como, Argentina, Colombia, Ecuador, Paraguay, Perú, México y Uruguay.

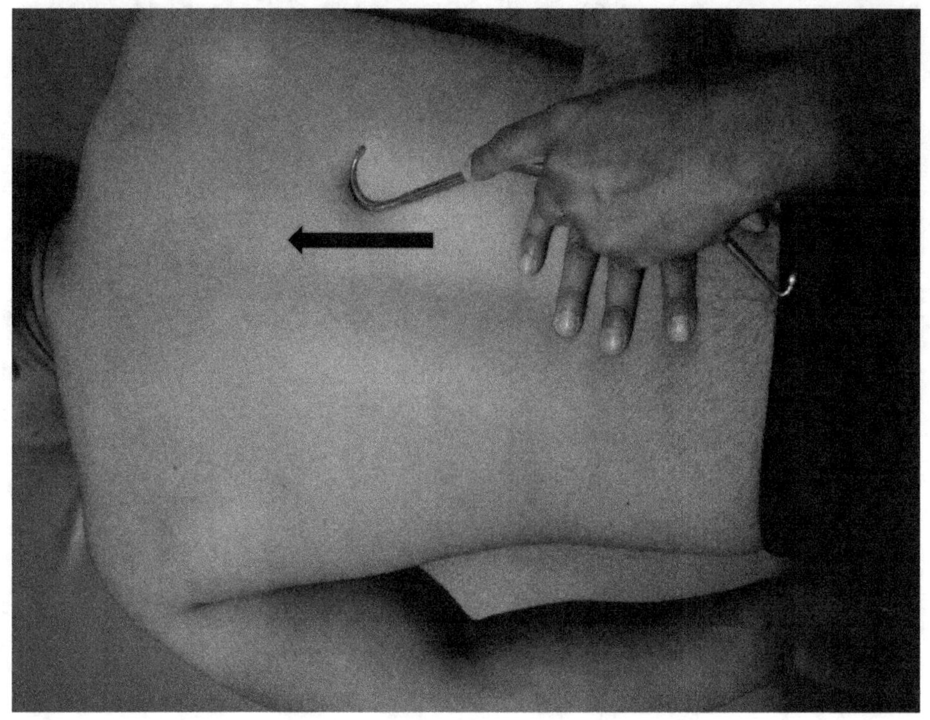

Manipulación Fascial Instrumental

Ventosas

Las Ventosas (Bá Guàn en chino) son una técnica milenaria que proviene de la medicina tradicional china, eran construidas de bambú, vidrio, arcilla, bronce, aunque hoy en día por lo general son de vidrio o plástico, existen varios tamaños, formas y grosores. En la Prehistoria se utilizaban con una succión instintiva en caso de dolor para extracción del mal, hay constancia de que no sólo la utilizaron los chinos sino también los egipcios, árabes y griegos, su aplicación se sigue utilizando en diferentes culturas, así como en la fisioterapia.

Básicamente consiste en que las ventosas se adhieran a la piel en puntos específicos, mediante el vacío que se crea dentro de ellas unas por acción del fuego y otras de tipo neumáticas. Con el método antiguo y tradicional que aún es utilizado, se enciende un pedazo de algodón húmedo de alcohol, que se sostiene con pinzas se coloca dentro de la ventosa (de vidrio) y entonces la combustión del oxígeno ocasiona un vacío dentro de la ventosa que se coloca sobre la piel y la va a "succionar". El método más actual es con ventosas de plástico que tienen por arriba una válvula unidireccional dónde se introduce una bomba de aspiración o extracción y una vez colocada la ventosa se extrae el aíre dentro de ella y se crea el vacío que hace el mismo efecto de succión.

Desde la medicina tradicional china los expertos en la aplicación de ventosas relatan que consigue restaurar el flujo del "Qi ó Chí", la energía y la fuerza vital que recorre todo el cuerpo, así como también de la circulación sanguínea, al aplicar la ventosa ocurre una rotura de los capilares sanguíneos que causa una congestión parcial en la zona dónde esté, provocando así la hemólisis (los glóbulos rojos se destruyen de modo que se libera la hemoglobina) logrando un efecto positivo, por otro lado sus efectos fisiológicos son:

- Aumento de irrigación sanguínea
- Alivio del dolor
- Aumenta circulación linfática
- Aumenta el metabolismo celular
- Aumento del oxígeno y nutrientes de los tejidos
- Hiperemia local
- Liberación miofascial

Mediante la aplicación de ventosas se aumenta el riego sanguíneo con lo que las reacciones químicas de la zona se producen con mayor rapidez, en contracturas musculares, por ejemplo, se facilita que las sustancias de desecho que han quedado retenidas se evacúen y al mismo tiempo llegan más nutrientes necesarios para realizar las funciones del músculo. Se facilita al mismo tiempo la eliminación de adherencias, al favorecer una separación de los tejidos con el efecto de tracción de la ventosa.

Existe la incertidumbre si la aplicación de ventosas tiene verdaderos efectos o es netamente un placebo, hay que dejar claro que las ventosas provienen de la medicina china, en épocas de dinastías y tiempos antes de cristo, es decir no existía la medicina científica, esta terapia, así como otras que son llamadas "alternativas" son calificadas muchas veces como "pseudoterapias" que producen un efecto placebo (que carece de acción curativa, pero produce un efecto terapéutico si el enfermo la toma) debido a que carecen de estudios que realmente comprueben la cantidad de efectos que le son atribuidos.

Muchos médicos se han pronunciado al respecto, el cirujano americano David Gorski afirma que "es todo riesgo para ningún beneficio" y qué es una terapia que "no tiene cabida en la medicina moderna", así mismo la Sociedad Americana del Cáncer asevera que "no hay ninguna evidencia científica de que las ventosas puedan curar el cáncer o cualquier otro tipo de enfermedad".

Un estudio publicado en el año 2014 titulado "How current Clinical Practice Guidelines for low back pain reflect Traditional Medicine in East Asian Countries: a systematic review of Clinical Practice Guidelines and systematic reviews" este tiene como conclusión que las "Guías de Prácticas Clínicas (CPG)" actuales no reflejan totalmente la evidencia de intervenciones con medicina tradicional, la evidencia actual sobre la acupuntura y ventosas debe considerarse con rigor en ocasiones produce un efecto placebo y no beneficios reales para la salud.

El estudio del año 2016 a favor de la terapia con ventosas llamado "New is the well-forgotten old: The use of dry cupping in musculoskeletal medicine" nos dice que "Existe evidencia científica inicial que el cupping es capaz de reducir el dolor musculoesquelético. La terapia de cupping es de bajo riesgo y bajo costo, no invasiva y (si es realizada por un profesional entrenado) es una modalidad terapéutica, que creemos que debe incluirse en el arsenal de la medicina del aparato locomotor. Es esencial para llevar a cabo estudios adicionales que se aclare el mecanismo biológico y los efectos clínicos del Cupping".

Realmente existen testimonios de miles de personas que el cupping o ventosas son efectivas en el alivio el dolor musculoesquelético, además de esto algunas personas afirman que puede aliviar signos y síntomas del resfriado, tos, asma, celulitis, dismenorrea, parálisis facial, entumecimiento de los miembros.

Formas de aplicación con ventosa
- Ventosas secas: la ventosa se mantiene fija en el punto de aplicación.

- Masaje con ventosas: se aplica aceite previamente sobre la piel del paciente y se aplica la ventosa desplazándola por la zona del cuerpo que hay que tratar.

- Ventosas escarificadas: se realizan previamente unas incisiones en la piel y a continuación se aplica la ventosa, seguidamente empieza a llenarse de sangre, con este tipo de aplicación se consigue drenar el foco inflamatorio de forma directa y selectiva eliminando la compresión y las toxinas acumuladas.

Deportistas de élite como él las utilizan de forma controlada por su equipo de fisioterapeutas, hay que tener en cuenta las contraindicaciones que existen como en cualquier tratamiento, siempre hay que observar el estado de la piel y los antecedentes del paciente, no se debe realizar en heridas abiertas, en lesiones de la piel ni en personas con problemas cardíacos o renales.

La técnica de ventosas a pesar de ser milenaria, se ha vuelto popular en la actualidad, durante las Olimpiadas de Río 2016 vimos los hematomas que presentaba el nadador Michael Phelps debido a la aplicación de ventosas, gracias a los Juegos Olímpicos que son transmitidos a novel internacional, a las redes sociales que generan alto impacto en miles de personas, así mismo es noticia porque se ha aplicado en atletas de élite y alto rendimiento, pero con todo esto aún, así queda mucho por investigar y de seguro pronto se publicará más estudios al respecto que aclaren los grises que hay en este método terapéutico tradicional chino.

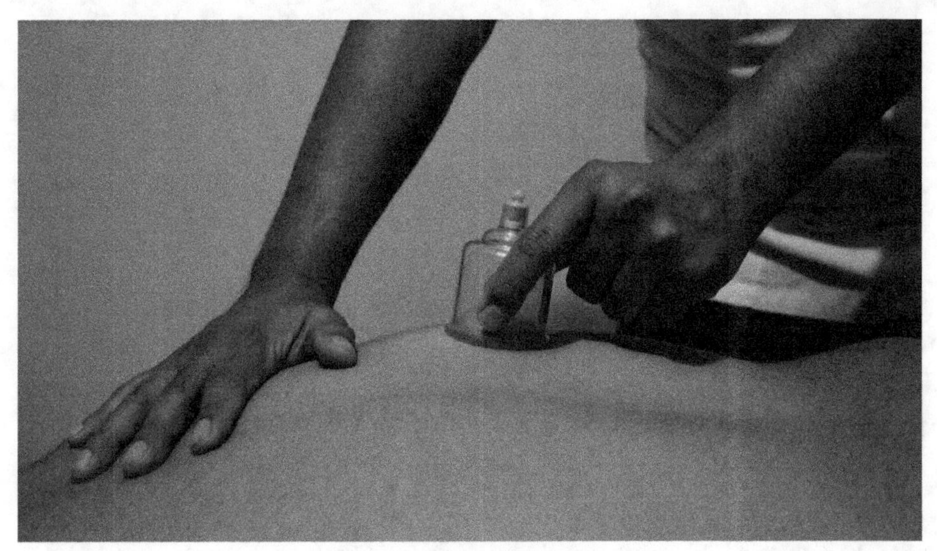

Aplicación de Ventosas

BIBLIOGRAFIA

Andrzej Pilat, "Terapias Miofasciales: Inducción Miofascial", 2003.

Jan Dommerholt, Cesar Fernández de las Peñas, "Punción seca de los puntos gatillo", 2013.

Hack, G.D. Koritzer, R.T. Robinson W.L. Hallgren. R.C. Grennman. "Anatomic Relation between the rectus capitis posterior minor muacle and the dura mater" Spine 20-23 2484-2486, 1995.

Hohne, K.H. Pelesser, B. Pommert, A. Riemer, M. Schielmann, Th. Schubert, R. Tiede, U. "A New representation of knowledge concerning human anatomy and function" Nature Medicine 1, 6 506-511, 1995.

Hurschler, C. Vanderby, JR R. Martínez, D.A Vialas, A.G. Turnispeed, W.D "Mechanical and biomechanical analyses of tibial compartament fascia in chronic compartament syndrome", An. Of Biomech. Eng., vol. 22, 272-279, 1994.

Leandro F. "Influencia de la Autoliberación Miofascial versus Estiramientos Estáticos en un programa de Entrenamiento de la Fuerza en Miembros Inferiores", Tesis Doctoral, 2015.

Issarte, L. Issarte, M. L Osteopathie exactement, Laffont.

Jones, L.H. Correction spontanne par positionnement, OMC.

Junqueria, L.C. Carneiro, J. Histologie, Piccin.

Kahle, W. Leonhardt, H. Platzer, W. Anatomie, tomes 1, 2, 3, Flammarion.

Kahn, M.F. Peltier, A. Maladies systemiques, Flammarion.

Kamina, N. Petit Bassin et Perinee, Maloine. Kamina, P. Abdomen, Maloine.

Kamina, P. Anatomie generale, Malonie.

Korr, I.M. Bases physiologiques de I´ osteopathie, SBO RTM.

Krassimira, N.M. "Development of the human fetal visceral pleura. An ultra structural study", Ann. Anat. 178: 91-99, 1996.

Kuchiwaki, H. Suguru, I. Nahohiro, I. Yukio, O. Nobomitsu, S. "Changes in dural thickness reflect changes in intracranial pressure in dogs", Neuros Letters, 198: 68-70, 1995.

Kuhne, L.W. Atlas de poche histologie, Flammarion.

Langman, F. Embryologie humaine, Masson.

Lazorthes, G. Systeme Nerveus Central & Systeme Nerveus Peripherique. Masson.

Leihard, S.M. Buzswanick, C Propioception and Neuromuscular Control, Un. Of PittsburgSport Medicine Program Neuromuscular Reasearch Laboratory.

Little, K.E. "Efforts chroniques myofasciaux et syndromes stress" articles.

Magoun, H.J. Osteopatie Cranienne.

Magoun, H.J. "les fascias dans les ecrits de Still" articles.

Melzack, O. Wall, P.O. Le Defi de la douleur, Maloine.

Nussslein, C. Volhard, "Le developpement de I´embryon", Scientific American, 82-88, 1996.

Nichollas, D.S. Weller, R.O. "The fine anatomy of the human spine meninges", J. of Neurosurg, 69-276-282, 1988.

L.E. "Rule da fascia dans le maintein de I´integrite structurelle" articles.

Paiva, M. Verbank, S. Estenne, M. Poncelet, B. Segebarth, C. Macklem, P.T "Mechanical Implications of in vivo human diaphragm shape", J. Appl. Physiology, 140-141, 1992.

Palastanga N. Field, D. Samoes, R. Anatomy in human function, Butterworth, Heinemann.

Parkinson, D. "Human spinal aracchnoid septa, trabecula, and rogué strands", Am. J. of anatomy 192-498-509, 1991.

Pequignot, E. Pathologie medicale, Masson.

Pischinger, A. Le Systeme de la regulation de base, Haug.

Pillet, J. Anatomie du petit bassin, Doin.

Poirier, J. Ribadeau, J.L. Dumas, Histologie, Masson.

Poirier, J. Cohen, I. Baudet, J. Embryologie humaine, Maloine.

Robert, M.H. "Troubles du myofascial", articles.

Rol, F. "Les Fascias", articles.

Rouviere, I. Delmas, A. Anatomie, tomes 1,2,3, Masson.

Rydevik, B. Holm, S. Brown, M.D. Lunborg, G. "Difussion from the cerebrospinal fluid as a nutritional pathway for spinal nerve roots", acta. Physiol. Scandinavia, 138, 247-248, 1990.

Signoret, J. Collenot, R. LÓrganisme en developpement, Hermann.

Snyder, "Embryologie et physiologie des fascias", articles.

Stevens, A. Steve Lowe, J. Histologie, ed. Pradel.

Still A.T. Practice and Research.

Stryer, G. Biochimie, Flammarion.

Testut, L. Traite d´anatomie humaine, O. Doin editeur.

Tuchmann, Duplessis, H. embryologie, Masson.

Toldt, anatomicsher Atlas, Urban et Schwarzernberg.

Typaldos, P. "Cilinder Distorsion" A.A.O. Journal, 1995.

Typaldos, S. "Triggerband techniques" A.A.O. Journal, 1994.

Typaldos, S. "Introducing the Fascia Distorsion Model" A.A.O. Journal, 1994.

Typaldos, S. "Continum technique" A.A.O. Journal, 1993.

Upledger, J.E. Theraphie cranio-sacree, tome 1. Ed. P.P.C.O.

Upledger, J.E. Theraphie cranio-sacree, tome 2. Frioon Roche.

Verschakeleen, J.A. Deschepper, K. Jiaan, J.X. Demets, M. #Diaphragmatic displacement measured by fluoroscopy and derived by respitrace", J. Appl. Of Physiol. 694-697, 1989.

Vleeeming, A. Pool, A.L. Goudrwaard, R. Stoeckart, J.P. Vanwinerde, C.J. Snidjer, "the posterior layer of the toracolumbar fascia", spine, vol. 20, 753-758, 1995.

Waligora, H. Perlemuter, L. Anatomie abdomen et petit bassin, Masson.

Weil, J.H. Biochimie generale.

Wright, S. Physioologie appliquee a la medecine, Flammarion.

Yhaia, L.H. Pigeon, P. Desrosiers, E.A. "Viscoelastic properties of the human lumbodorsal fascia", J. Biomed. Eng., vol. 5, 425-429, 1993.

Yhaia, L.H. Rhalmi, S. Newman, N. Isler, M. "Sensory innervation of human toracolumbar fascia", Acta Orthop. Scand., 63 (2), 195-197, 1992.

Yaszemski, M.J. Augustus, M. "The discectomy membrane (nerve root fibrovascular membrane): its anatomic description and its surgical importances", J. of Spinal Desorders, vol. 7, n°3, 230-235, 1994.

Gregoire, R. Orbelin, S. Precis d'anatomie, J.B. Baillere.

Gerlach, H.J. Lierse, W. "Functional construction of the superficial and Deep fascia system of the lower limb in man" Acta. Anat., 139, 11-25, 1990.

Gardner, G. Gray, D.J. Rohull, R.O. Anatomie, Doin.

Serge, P. "Las Fascias el Papel de los Tejidos en la Mecánica Humana", 2004.

Gabarel, B. Roques, M. Les Fascias, Maloine.

Frymann, V. Cours et. Articles.

Frick, ll Loenhardt, H. Stack D. Spezielle anatomie, Thieme.

Erlingheuser, "La circulation du LCR a travers le systeme du tissu conjonctif", articles.

Elias, H. Pauly, J.C. Burnser, Histologie et micrianatomie du corps humain, Piccin.

Edward Clack, M. Applied Anatomy, Maistone College of Osteopathy.

Caporossi, R. Peyralade, F. Traite pratique d'osteopatie cranienne, SIO Verlaque.

Dzubow, L.M. "Tissue mouvement. A. microbiomecanichal approach", J. Dermatol. Surg. Ancol. 15, 389-399, 1989.

Drews, U. Atlas de poche d'embriologie, Flammarion.

Downing, C.H. Principles and Mractice of Osteopathy, William Publishing. Co.

Decramer, M. Jian Tian Xi, Reid, M.B. Kelly, S. Macklem, P.T. Demedts, M. "relationship between diaphragm length and abdominal dimensions", J. Appl. Physio., 1815-1820, 1986.

Cruveilher, J. See, M. Traite d´anatomie descriptive, tomes 1,2,3.

Coujar, R. Poirier, J. Precis d´histolgie humaine, Masson.

Abehshera, Traite de médecine osteópathique, Maloine.

Attlee, T. "Fascial unwinding a hidden maintening facto", int. J. of Alternative and Compl. Medicine, 9995.

Barone, R. Anatomie comparee, t.2, Vigot.

Barral J. – P. Mercier, P. Manipulations viscérales, Maloine.

Barral J. – P. Ligner, B. Paoletti, S. Prat, D. Rommeveaux, L. Triana, D. Nouvelles Techniques uro-genitales, Verlaque.

Bednar, D.A. Orr, F.M Simon T. "Observations on the Pathomorphology of the Toracolumbar Fascia in Chronic Mechanical Back Pain" Spine vol. 20, n° 10, 1161-1164, 1995.

Bichat, T.X. Traite des membranes.

https://dialnet.unirioja.es/servlet/articulo?codigo 2515093.

Bienfait, M. Les Fascias, S. d´edition medicale Le Pousoé.

Bleschschmidt, E. Biokinetics and Biodynamics of Human Differentation.

Boabighi, A. Kuhlmann, J.N. Luboinski, J. Landeterit, B. "Aponévroses et fascias superficiels-Propiétés mécaniques et architecturales", Bul. De I´ass. Des Anatomistes, n° 238, 3/7/1993.

Bouchet, A. Cuilleret, S. Anatomie, tome 2-4, simep.

Bourdinaud, P. La biochimie des polymeres au service de I´osteopathie, Ostéo 44, 3-26, 1994.

Burger, W. Straube, M. Behne, M. Sarai, K. Beyersdorf, F. Eckel, L. Dereser, A. Satter, P. Kaltenback, M. "Role of Perocardial Constraint for Right Ventricular Function in Human", Chest 107-46-49, 1995.